DE LA

HERNIE OBTURATRICE

PAR

DENIS PIMBET

Docteur en médecine de la Faculté de Paris.

PARIS

A. PARENT, IMPRIMEUR DE LA FACULTÉ DE MÉDECINE

A. DAVY, successeur

31, RUE MONSIEUR-LE-PRINCE, 31

1882

DE LA

HERNIE OBTURATRICE

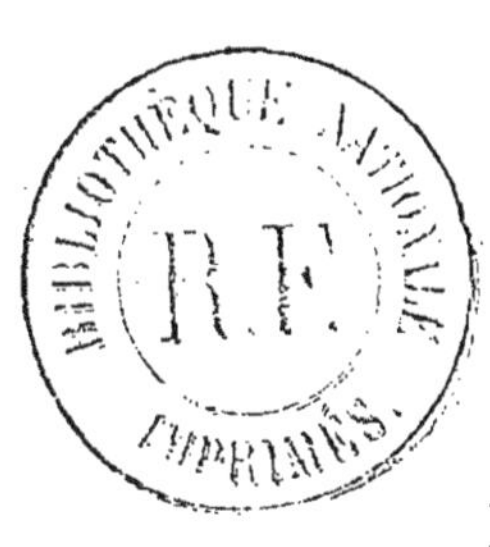

PAR

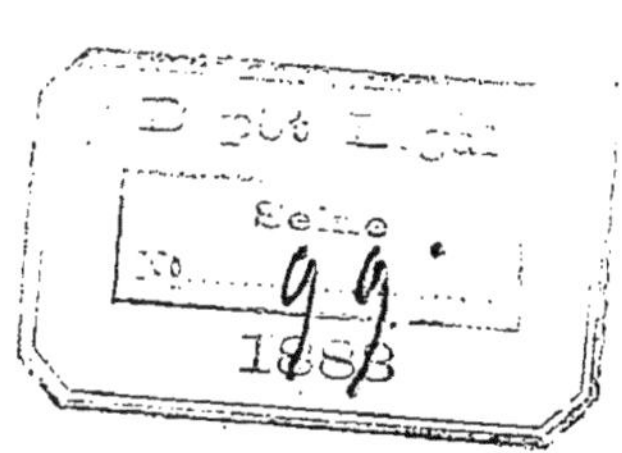

DENIS PIMBET

Docteur en médecine de la Faculté de Paris.

PARIS

A. PARENT, IMPRIMEUR DE LA FACULTÉ DE MÉDECINE

A. DAVY, successeur

31, RUE MONSIEUR-LE-PRINCE, 31

1882

A MON CHER PÈRE, A MON EXCELLENTE MÈRE

Témoignage d'affection et de reconnaissance.

A MES BONNES SŒURS

Amitié inaltérable.

A MON ONCLE LE DOCTEUR CH. GARNIER

Ex-Médecin principal d'armée,
Officier de la Légion d'honneur.

A MES PARENTS

A MES AMIS

A MON PRÉSIDENT DE THÈSE

M. LE PROFESSEUR TRÉLAT

Membre de l'Académie de médecine,
Membre de la Société de chirurgie,
Chirurgien de l'hôpital Necker,
Officier de la Légion d'honneur.

A MON VÉNÉRÉ MAITRE

M. LE PROFESSEUR VULPIAN

Doyen honoraire de la Faculté de médecine de Paris,
Membre de l'Institut,
Membre de l'Académie de médecine,
Médecin de l'Hôtel-Dieu,
Officier de la Légion d honneur.

A M. LE DOCTEUR CH. MONOD

Professeur agrégé de la Faculté de médecine de Paris,
Membre de la Société de chirurgie,
Chirurgien des hôpitaux de Paris.

A M. LE DOCTEUR FERRAND

Médecin de l'hôpital Laennec,
Membre fondateur de la Société de thérapeutique,
Membre honoraire de la Société clinique.

A TOUS MES MAITRES DANS LES HOPITAUX

AVANT-PROPOS.

L'étude qui fait l'objet de ce travail a été entreprise sous l'inspiration de notre excellent Maître, M. le professeur Trélat.

Nous ne nous dissimulons pas que nous avons accepté une tâche au-dessus de nos forces. En effet, pour donner une étude complète et intéressante de la hernie obturatrice, il eût fallu des connaissances plus approfondies que les nôtres et une expérience qui nous fait totalement défaut.

Nous avons donc simplement réuni un assez grand nombre d'observations que nous avons analysées aussi scrupuleusement que possible. De cette analyse découle notre travail, pour lequel, au surplus, nous avons emprunté largement à la thèse remarquable présentée à cette Faculté, en 1844, par le docteur Vinson, et aux différents travaux entrepris et publiés depuis cette époque en France et à l'étranger. Nous devons dire toutefois qu'il est certains ouvrages que malgré notre bonne volonté et notre désir de bien faire il nous a été impossible de consulter, n'ayant pu d'aucune façon, et malgré nos démarches, nous les procurer.

Nous avons divisé notre travail en sept chapitres comprenant successivement l'historique de la question, l'anatomie de la région sous-pubienne, l'anatomie pathologique, l'étiologie, la symptomatologie, le diagnostic et le pronostic, et enfin le traitement de la hernie obturatrice.

Nous n'avons donc pas la prétention d'apporter ici aucune vue personnelle. Le seul but que nous nous sommes proposé, a été de présenter, avec le moins de lacunes possible l'état actuel de la science sur le sujet qui nous occupe.

Si, malgré toutes ses imperfections, ce travail a ce mérite, à défaut d'autres, de pouvoir être lu avec quelque fruit, qu'il nous soit permis de l'attribuer à notre bienveillant et très honoré Maître, M. le professeur Trélat, et de lui offrir en même temps l'expression de notre profonde reconnaissance pour les marques nombreuses de sympathie qu'il nous a données dans le cours de nos études.

Que notre vénéré Maître, M. le professeur Vulpian, daigne aussi accepter l'hommage public de notre respectueuse gratitude pour l'intérêt tout particulier dont il a bien voulu nous honorer pendant notre séjour dans son service.

Qu'il nous soit encore permis d'adresser à M. le docteur Ch. Monod, professeur agrégé, toute notre vive et sincère reconnaissance pour les conseils qu'il nous a toujours si affectueusement donnés et surtout pour l'intérêt plein de sollicitude qu'il n'a jamais cessé de nous témoigner.

Nous adressons enfin tous nos plus sincères remerciements à MM. les docteurs P. Merklen et Leloir, à notre ami le docteur de Musgrave-Clay, à notre condisciple M. Chrétien, externe distingué des hôpitaux, et à M. Marcus, élève de l'école des Hautes-Études, qui, en voulant bien mettre à notre service leur connaissance approfondie des langues étrangères, nous ont permis de mener à bien ce travail.

DE

LA HERNIE OBTURATRICE

CHAPITRE PREMIER.

DÉFINITION. — HISTORIQUE.

Toutes les fois qu'une portion de l'épiploon, de l'intestin ou de tout autre viscère de l'abdomen s'engage dans le canal sous-pubien, il y a hernie.

On a donné différents noms à cette hernie. On l'a appelée : *hernie obturatrice*, ou *hernie sous-pubienne* (A. Bérard, Vinson), *hernie ovalaire* (Garengeot); *hernia per foramen ovale* (Günz) ; *hernia thyroïdeal* (Astley Cooper), etc.

Nous lui avons conservé le nom de *hernie obturatrice*, comme étant le plus généralement adopté, et c'est sous ce titre que nous présentons notre travail. Toutefois, dans le cours de cette étude et selon les besoins de la langue nous emploierons indifféremment les noms de hernie obturatrice et de hernie sous-pubienne.

Historique. — Nous résumerons rapidement, quoique aussi fidèlement que possible, l'historique de la hernie obturatrice.

Jusqu'au siècle dernier il n'est fait aucune mention par les auteurs anciens de la hernie obturatrice, soit que réellement aucun cas de ce genre n'ait été observé, soit que pour une raison quelconque on n'ait pas cru devoir en donner une relation.

Ce serait, suivant Günz, Lemaire, de Strasbourg, qui en 1718 aurait le premier constaté une hernie obturatrice. Garengeot au contraire, dans son mémoire, attribue le premier fait observé à Arnaud de Ronsil le père. Günz ajoute même que Zoëga, chirurgien danois, et, suivant Hœnel, Cassebohm, professeur d'anatomie à Berlin, avaient déjà, à une époque antérieure à Lemaire, observé des cas de hernie obturatrice.

Quoi qu'il en soit, aucun de ces faits ne fut publié ; et ce fut Duverney qui, en 1824, deux ans après le fait observé par Arnaud, ayant eu occasion de rencontrer sur le cadavre une double hernie obturatrice, fit à ce sujet une communication à l'Académie des sciences avec pièce à l'appui.

Malgré ce fait la possibilité de la hernie obturatrice n'était pas encore admise et Reneaume de la Garenne, en 1826, dans son *Essai d'un traité des hernies nommées descentes*, ne parla de la hernie obturatrice que pour la révoquer en doute.

En 1733, Le Croissant de Garengeot se trouvant en Normandie eut l'occasion d'observer chez une femme récemment accouchée une hernie obturatrice volumineuse dont il fit la réduction. Il rapporta le fait à la Société royale de chirurgie, et un peu plus tard, en 1743, ayant observé un second cas de ce genre, il publia son *Mémoire sur plusieurs hernies singulières*, dans lequel il relata, avec les deux faits qui lui étaient personnels, ceux qui avaient été observés par Arnaud de Ronsil, et par Duverney, d'abord, et d'autres rapportés plus tard par Arnaud le fils, Garé et Malaval. Il signalait enfin en terminant une disposition particulière du péritoine dans le canal sous-pubien, capable de contenir une anse d'intestin, et qui lui fut montrée par Hommel, prosecteur à la Faculté de Strasbourg.

Le travail de Garengeot fit faire un pas à la question sans cependant dissiper encore tous les doutes. Néanmoins Günz, en 1744, tout en faisant quelques réserves, étudia (*Observationum anatomico-chirurgicarum de herniis libellus*) non seulement l'anatomie de la région obturatrice, mais de plus la fréquence de la hernie sous-pubienne chez la femme, ses causes, etc., et enfin aborda la question du traitement, réduction et opération, regardant cette dernière comme fort dangereuse et insistant sur la nécessité qu'il y a d'éviter de blesser des vaisseaux importants. — Il rapporta enfin le fait d'Albinus où la hernie obturatrice était constituée par la vessie, chez une femme, et en attribua la cause à la forme moins arrondie de cet organe et à sa proximité du trou sous-pubien chez la femme.

Dès lors l'attention était attirée et de nouveaux exemples furent publiés. En 1746, Vogel (Zacharie) observa deux cas de hernie obturatrice et consacra à ce genre de hernie un chapitre dans son *Mémoire sur toutes les espèces de hernie*. En 1750, Heister traita de la hernie obturatrice, la regardant comme très possible. En 1760, Camper, dans ses *Démonstrations d'anatomie patholo-*

gique, rapporta une disposition du péritoine en forme d'infundibulum qu'il avait rencontrée chez un vieillard, à l'endroit du canal sous-pubien, et en donna le dessin avec la disposition du nerf et des vaisseaux obturateurs, le nerf en dehors et en haut, l'artère plus en dedans et la veine au coté interne de l'artère.

En 1765, Klinkosch rapporta l'observation d'un cas de double hernie obturatrice trouvée sur le cadavre d'un jeune homme mort hydropique.

En 1769, Eschenbach, professeur à Rostock, ayant observé deux cas de hernie obturatrice, l'un chez une jeune fille, l'autre chez un jeune homme, consacra à cette hernie tout un chapitre et répara l'erreur qu'il avait commise en 1754, en écrivant que la hernie obturatrice n'était possible que chez les femmes qui avaient eu des grossesses.

En 1773, Heuermann publia dans ses mémoires un chapitre *Sur les hernies du trou ovale.*

En 1788, Richter, dans son *Traité des hernies*, s'occupa de la hernie sous-pubienne au point de vue des parties qui la peuvent constituer, de sa fréquence chez la femme et de l'opération, et rappela à ce sujet qu'on avait proposé (Martini) la gastrotomie sus-pubienne.

En 1804, Lentin, et en 1807 Astley Cooper publièrent chacun un cas de hernie sous-pubienne, tandis qu'en 1808, Richerand, en France, mettait de nouveau en doute la possibilité de cette hernie. Mais il ne tarda pas à reconnaître qu'il s'était trompé lorsqu'en 1812, H. Cloquet eut constaté sur le cadavre un nouveau cas de hernie sous-pubienne.

Lassus en 1809, s'occupant de la hernie obturatrice

dans sa *Pathologie chirurgicale*, regarda l'opération comme impraticable.

En 1810, Lawrence rencontra dans le canal sous-pubien une disposition du péritoine en infundibulum semblable à celle observée par Camper.

Enfin l'observation d'H. Cloquet, en 1812, et une autre publiée en Allemagne pendant la même année par Hesselbach, vinrent ajouter aux faits déjà connus. H. Cloquet, après avoir soigneusement étudié les rapports du nerf et des vaisseaux obturateurs, essaya sur le cadavre un procédé opératoire qui lui parut devoir réussir.

En 1816, M. J. Cloquet rencontra un nouvel exemple de hernie obturatrice sur le cadavre d'une femme.

Buhle, en 1819, soutint à Halle une thèse sur la hernie obturatrice dans laquelle il rapporta une observation de Meckel.

En 1819, Dupuytren diagnostiqua sur le vivant une hernie obturatrice, qu'il réduisit et pour laquelle il fit faire un bandage particulier. Il donna même à ce sujet un procédé pour l'opération de cette hernie.

Dans la même année parut l'observation de Breschet.

Boyer, dans son *Traité des maladies chirurgicales*, s'occupa de la hernie sous-pubienne (1822).

Gadermann (1823), Samuel Cooper (1826), Nückel (1826), Maréchal (1828), Smith (1830) et Cruveilhier (1832) publièrent de nouveaux cas de hernie obturatrice.

Rust, en 1832, dans son *Dictionnaire de chirurgie*, et Sanson, dans son *Dictionnaire de médecine et de chirurgie* en 15 volumes, traitèrent de la hernie sous-pubienne.

En 1839, nouvelle observation publiée par Demeaux.

Velpeau, dans sa *Médecine opératoire* (1839) parla de la hernie sous-pubienne, mais ne parut pas conseiller l'opération, tant à cause de la profondeur du siège de la hernie que de la difficulté de trouver les vaisseaux et du danger qu'il y aurait de blesser la vessie et le vagin.

Cruveilhier (1839), Bouvier (1840), Wetherfield (1840), Frantz (1842), King (1842), Rayer (1842), Manec (1844) et Rayer (1844) observèrent de nouveaux cas de hernie sous-pubienne.

Ce fut à l'occasion des deux faits recueillis dans le service de Rayer, que le docteur Vinson, en 1844, présenta et soutint à la Faculté de médecine de Paris, sur la *hernie sous-pubienne*, une thèse absolument remarquable dans laquelle il réunit tous les cas observés jusqu'alors.

Depuis cette époque, il ne s'est pour ainsi dire pas écoulé d'années sans que de nouveaux faits aient été publiés ou que des articles n'aient été écrits sur cette question dans les ouvrages spéciaux.

Rœser (1845), Hewett (1847), Hilton (1848), Romberg (1848) publient de nouveaux cas de hernie obturatrice, et l'observation de Romberg donne lieu la même année à une étude approfondie de la question par Dieffenbach, surtout au point de vue du diagnostic.

En 1851, à propos d'un cas de hernie obturatrice chez une femme morte avec tous les symptômes du choléra, et chez laquelle il existait une hernie crurale, M. Chassaignac fit une communication à la Société de chirurgie.

En 1851, Heyfelder, Stanley, Tatum et Obré publièrent de nouvelles observations. Dans le cas d'Obré, l'opération est tentée pour la première fois, et la malade guérit.

En 1852 et en 1853, nouveaux faits constatés par Tebay, Wilkins, Bransby Cooper, Jahr de Furstenau, Gressent. Le cas rapporté par ce dernier médecin est intéressant, car la hernie était constituée par l'intestin, l'ovaire, la trompe et le ligament large.

En 1854, observation publiée par Löwenhardt.

En 1856, thèse très intéressante de Roman Fischer sur la hernie obturatrice et communication d'un nouveau cas à la Société anatomique par le Dr Lallemant.

En 1857, Heath, Nuttal, Lorinser, en 1860, le Dr Didion, et le Dr Josse en 1861, publient de nouveaux cas de hernie sous-pubienne.

En 1862, autre observation de Werner et article d'Emmert in *Lehrbuch der chirurgie.*

En 1863, nouveau cas par Coulson, et en 1865 thèse sur le même sujet par Kessler.

En 1866, Spencer Watson, Rœser, Rotteck publient des cas de hernie sous-pubienne, et la même année M. Forget fait paraître dans l'*Union médicale* un mémoire sur la hernie obturatrice, dans lequel il relate les faits de Rœser et de Rotteck, et M. L. Labbé communique à la Société de chirurgie une observation d'un cas de ce genre recueillie par lui.

En 1868, Thiele G. soutient à Berlin une thèse sur la hernie sous-pubienne; cette même année M. Léon Marie et en 1869 M. Lemoine fils observent chacun un cas de hernie pubienne réduite par le taxis.

En 1870, nouveaux cas de Heiberg, Arnold, Arntz, Müller, et étude très sérieuse de la question par John Birkett (Holme's).

En 1871, faits observés par M. Ed. Cruveilhier, Mathew Brumell et Chiene.

En 1872, Roberts et Erichsen publient un nouveau fait ; bientôt après M. le professeur Trélat fait à la Société de chirurgie une importante communication sur un cas de hernie obturatrice qu'il a opérée, et appelle d'une façon toute spéciale l'attention de ses collègues sur les faits de ce genre.

Paci (1874), Goodhart, Dussausay (1876), Holstein (1877), Zsigmondy (1878), Hallowes, d'Ambrosio (1879), publient de nouvelles observations de hernies sous-pubiennes, et en 1880 M. Nicaise fait paraître, dans le *Dictionnaire encyclopédique des sciences médicales*, une étude très intéressante et très complète de la hernie obturatrice.

Enfin on trouvera dans Pitha et Billroth une dernière étude de la hernie sous-pubienne par le Dr Schmidt.

Comme on peut le voir par ce rapide résumé, de nombreux faits et des études approfondies ont démontré la possibilité des hernies obturatrices, que, du reste, personne aujourd'hui ne songe à révoquer en doute.

CHAPITRE II.

ANATOMIE DE LA RÉGION ISCHIO-PUBIENNE OU OBTURATRICE.

Avant d'aborder l'anatomie pathologique de la hernie sous-pubienne, nous avons cru utile de rappeler la disposition anatomique normale du trou obturateur et surtout les rapports qu'il affecte par sa face postérieure ou pelvienne et par sa face antérieure ou externe avec les parties avoisinantes.

Trou sous-pubien. — Le *trou sous-pubien* ou *trou obturateur* situé sur l'os coxal est limité en haut par le corps du pubis, en dedans par les branches descendante du pubis et ascendante de l'ischion, en dehors et en bas par le corps de l'ischion, en dehors et en haut par la cavité cotyloïde. Sa forme et ses dimensions varient suivant les sexes. Chez l'homme, cette forme est ovalaire, d'où le nom de *trou ovalaire*, *trou ovale*; chez la femme, elle est triangulaire. Son plus grand diamètre est dirigé un peu obliquement de haut en bas et d'arrière en avant.

« Ce diamètre, exactement mesuré, du milieu de la lèvre supérieure de la gouttière sous-pubienne à l'union des deux demi-circonférences externe et interne, en bas, offre ordinairement l'étendue de 5 centimètres et demi, rarement moins, quelquefois plus ; je l'ai trouvé deux fois de 6 centimètres. — Le diamètre horizontal perpendiculaire au précédent, et mesnré de l'intersection des deux branches du pubis et de l'ischion, à un point situé vers l'échancrure interne de la cavité cotyloïde, offre une étendue de 4 centimètres ; quelquefois elle est un peu moindre. Chez l'homme, ce diamètre est bien moins grand que chez la femme. Sur cinq bassins d'hommes que j'ai mesurés, ce diamètre horizontal a offert quatre fois 3 centimètres 1/4, une fois seulement 3 centimètres et demi. » (Vinson, thèse Paris, 1844) (1).

(1) Nous donnons ici le tableau suivant emprunté à la thèse de Vinson et indiquant les mesures prises par lui des diamètres horizontal et vertical du trou obturateur sur trente bassins de femmes adultes ou d'un âge avancé et sur cinq bassins d'hommes. Vinson en a tiré cette conclusion que le trou obturateur n'était pas plus petit chez la femme que chez l'homme, ce que nous avons pu vérifier nous-même sur quelques bassins.

DIAMÈTRES DU TROU OBTURATEUR CHEZ LA FEMME.

1er bassin	Diamètre vertical.........	5 cent. 1/2
	— horizontal.......	4 —
2e bassin	Diamètre vertical.........	5 cent.
	— horizontal.......	3 — 1/2
3e bassin	Diamètre vertical.........	5 cent.
	— horizontal.......	4 —
4e bassin	Diamètre vertical.........	5 cent. 1/2
	— horizontal.......	4 —
5e bassin	Diamètre vertical.........	5 cent. 1/2
	— horizontal.......	4 —
6e bassin	Diamètre vertical.........	5 cent. 1/2
	— horizontal.......	4 —
7e bassin	Diamètre vertical.........	5 cent. 1/2
	— horizontal.......	4 —
8e bassin	Diamètre vertical.........	4 cent. 3/4
	— horizontal.......	3 — 3/4
9e bassin	Diamètre vertical.........	5 cent. 1/4
	— horizontal.......	4 —
10e bassin	Diamètre vertical.........	5 cent.
	— horizontal.......	3 — 3/4
11e bassin	Diamètre vertical.........	5 cent. 1/2
	— horizontal.......	3 — 1/4

A sa partie supérieure et antérieure, le trou sous-pubien présente une gouttière, la *gouttière sous-pubienne*, obliquement dirigée d'arrière en avant et de dehors en dedans. — Cette gouttière présente deux lèvres : l'une *antérieure*, l'autre *postérieure*. La lèvre antérieure se continue avec la demi-circonférence externe du trou sous-pubien ; la postérieure avec la demi-circonférence interne. Les deux demi-circonférences, en effet, au lieu de se réunir en haut, passent : l'interne, en arrière, l'externe, en avant, et laissent ainsi entre elles un intervalle qui constitue la gouttière. Ajoutons enfin que cette gouttière est fortement prononcée chez les sujets âgés, et plus marquée chez la femme que chez l'homme.

12e bassin	Diamètre vertical.........	5 cent.
	— horizontal......	3 — 1/2
13e bassin	Diamètre vertical.........	5 cent.
	— horizontal......	3 — 1/4
14e bassin	Diamètre vertical.........	5 cent. 1/2
	— horizontal......	3 — 1/2
15e bassin	Diamètre vertical.........	5 cent. 1/4
	— horizontal......	3 — 1/2
16e bassin	Diamètre vertical.........	5 cent. 1/2
	— horizontal......	4 —
17e bassin	Diamètre vertical.........	4 cent. 3/4
	— horizontal......	4 — environ.
18e bassin	Diamètre vertical.........	5 cent. 1/4
	— horizontal......	3 — 1/2
19e bassin	Diamètre vertical.........	5 cent.
	— horizontal......	3 — 3/4
20e bassin	Diamètre vertical.........	5 cent. 1/2
	— horizontal......	4 —
21e bassin	Diamètre vertical.........	5 cent.
	— horizontal......	3 — 3/4
22e bassin	Diamètre vertical.........	6 cent. environ
	— horizontal......	3 — 3/4
23e bassin	Diamètre vertical.........	5 cent.
	— horizontal......	3 — 1/2

Membrane obturatrice. — Le trou sous-pubien est fermé presque entièrement par une membrane, dite *membrane obturatrice* ou *ligament obturateur*. Cette membrane formée de faisceaux fibreux dont l'entrecroisement n'a rien de régulier s'insère : *en dehors*, au pourtour du trou sous-pubien ; *en dedans*, à la lèvre interne de la branche ischio-pubienne. A la partie supérieure et externe, au niveau de la gouttière sous-pubienne, les fibres qui composent la membrane obturatrice s'élargissent et forment un plan légèrement incurvé en bas et en dedans qui ferme cette gouttière inférieurement, et ainsi se trouve constitué le *canal sous-pubien*, sur lequel nous reviendrons plus loin. — « On peut considérer, jusqu'à un

24e bassin	Diamètre vertical........	5 cent. 3/4
	— horizontal......	4 — 1/2
25e bassin	Diamètre vertical.........	5 cent. 1/2
	— horizontal.. ...	4 —
26e bassin	Diamètre vertical.........	5 cent. 1/2
	— horizontal......	3 — 3/4
27e bassin	Diamètre vertical........	5 cent. 1/4
	— horizontal......	3 — 1/2
28e bassin	Diamètre vertical.........	5 cent. 1/2
	— horizontal......	3 — 1/4
29e bassin	Diamètre vertical........	4 cent. 3/4
	— horizontal......	3 — 1/4
30e bassin	Diamètre vertical........	6 cent.
	— horizontal......	4 —

DIAMÈTRES VERTICAL ET HORIZONTAL CHEZ L'HOMME.

1er bassin	Diamètre vertical........	5 cent. 3/4
	— horizontal......	3 — 1/4
2e bassin	Diamètre vertical.........	5 cent. 3/4
	— horizontal......	3 — 1/4
3e bassin	Diamètre vertical.........	5 cent. 3/4
	— horizontal......	3 — 1/2
4e bassin	Diamètre vertical.........	5 cent. 3/4
	— horizontal......	3 — 1/2
5e bassin	Diamètre vertical.........	5 cent. 3/4
	— horizontal......	3 — 1/

certain point, dit Vinson, comme une dépendance de cette membrane un faisceau fibreux que je désignerai sous le nom de *petit ligament antérieur du trou obturateur*. Ce faisceau fibreux forme avec l'extrémité antérieure de la gouttière sous-pubienne, l'orifice externe du canal sous-pubien. Ce faisceau, long d'environ 3 centimètres, est plus fort et plus résistant à son insertion externe, vers le rebord de la cavité cotyloïde, qu'à son insertion interne, à une petite éminence sous forme d'épine que présente le trou obturateur. Ce petit ligament donne insertion au faisceau externe et profond du muscle obturateur externe. » (Vinson, loc. cit.)

Roman Fischer, dans un travail publié en 1856 sur la hernie obturatrice, attache une grande importance à l'existence de ce petit ligament; il en fait une véritable membrane distincte de l'autre et l'appelle *membrane obturatrice externe* par opposition à la première qu'il appelle *membrane obturatrice interne*. En outre, pour lui, le muscle obturateur externe naîtrait principalement de cette nouvelle membrane. Nos recherches personnelles n'ont pas confirmé cette assertion de Roman Fischer, qui nous paraît trop exclusive. Nous adoptons au contraire et entièrement la manière de voir de Vinson (1).

(1) Voici ce que dit Roman Fischer:

« L'opinion qui fait naître le muscle obturateur externe de la membrane obturatrice interne est erronée; des études et des recherches approfondies nous l'ont prouvé. Sur la surface externe de notre membrane obturatrice interne se trouve une lamelle fibreuse tout-à-fait séparée, que nous appelons membrane obturatrice externe; elle a été mentionnée par Vinson, p. 38. Elle naît par une largeur de quelques lignes de la tubérosité obturatrice inférieure et se bifurque dans son trajet en s'étalant sur la surface, en deux faisceaux,

Si maintenant nous examinons le trou obturateur ainsi fermé par sa membrane obturatrice, nous voyons : — A. qu'il est en rapport par sa face postérieure ou pelvienne, immédiatement avec le muscle obturateur interne, médiatement avec l'aponévrose pelvienne latérale et le péritoine ; — B. que sa face antérieure ou externe est, d'arrière en avant, successivement recouverte par le muscle obturateur externe, par les muscles adducteurs, par l'aponévrose fémorale, par une couche de tissu cellu-

dont le premier va s'insérer à la tubérosité obturatrice supérieure et dont le second se perd dans la capsule de l'articulation coxo-fémorale au niveau de la région de l'*incisura acetabuli* (gouttière souscotyloïdienne). Cette membrane est composée de fibres très résistantes; elle est unie à la membrane obturatrice interne dans la première partie de son trajet, mais plus tard elle devient libre. Sous la partie libre se trouvent donc deux ouvertures dont l'une est entre cette partie et la membrane obturatrice interne et l'autre entre cette dernière et la gouttière cotyloïdienne, précisément à l'entrée des vaisseaux dans la cavité cotyloïde.

« De ce ligament naît une partie du muscle obturateur externe, que nous appellerons portion moyenne du muscle. La portion supérieure (antérieure) et la portion inférieure (postérieure) de ce muscle n'entrent en aucun rapport avec l'une ou l'autre membrane obturatrice. La portion supérieure naît près de la tubérosité de l'os pubien, de la surface externe de cet os et ne s'associe à la portion moyenne qu'en dessous de l'articulation coxo-fémorale, en passant seulemen étendue au-dessus de la portion supérieure de la membrane obturatrice interne; la lacune qui se trouve entre ces deux portions est en rapport avec un tissu cellulo-adipeux abondant. La portion inférieure (postérieure) prend naissance à la surface extérieure de la branche ascendante de l'os ischion et se rend aussi librement au-dessus de la portion inférieure (postérieure) de la membrane obturatrice interne ; la lacune entre cette portion et la membrane mentionnée est remplie de tissu cellulo-adipeux. Ce tissu cellulo-adipeux se continue avec celui qui se trouve au-dessus de la première portion, et les deux masses cellulo-adipeuses sont en connexion avec la masse cellulo adipeuse de a fosse contyloïde par l'intermédiaire des deux pas lo-graisseux et enfin par la peau. — Nous allons succinctement décrire chacune de ces parties.

A. Le muscle *obturateur interne* recouvre immédiatement le trou obturateur. Ce muscle s'insère d'une part à la face postérieure de la membrane obturatrice, qu'il double en quelque sorte, à l'arcade aponévrotique qui convertit en canal la gouttière sous-pubienne, à l'aponévrose pelvienne qui revêt la face interne du muscle, à tout le pourtour du trou sous-pubien; d'autre part, au bord supérieur du grand trochanter. L'insertion des fibres musculaires à l'arcade aponévrotique de la membrane obtu-

sages existant sous la membrane obturatrice externe et sous la gouttière, de telle façon que le tissu adipeux contenu sous les portions inférieure et supérieure (antérieure et postérieure) du muscle obturateur externe et le tissu adipeux articulaire de la cavité cotyloïde ne forment qu'une seule masse, laquelle masse est à son tour en connexion avec le tissu adipeux sous-péritonéal du petit bassin par l'intermédiaire du canal obturateur. Cette division en trois parties du muscle obturateur externe n'est visible qu'en partie extérieurement; la séparation seule de la portion supérieure et de la portion moyenne est toujours nettement prononcée, tandis que la séparation entre la portion moyenne et la portion inférieure ne peut être effectuée qu'artificiellement, bien que très facilement.

« Une longue et étroite ouverture existe entre e bord supérieur de la portion supérieure et l'orifice obturateur externe. Souvent cette ouverture est limitée sur le côté du muscle par un arc tendineux, d'où naît encore une partie de la portion supérieure. Dans ce cas, le bord de l'os et l'arc tendineux forment un anneau semblable à l'anneau obturateur qu'on pourrait appeler *anneau obturateur antérieur* (*externe*), si l'on ne craignait pas d'éveiller par ce nom la fausse idée que cet anneau ne soit l'extrémité antérieure du canal obturateur (ouverture de sortie du canal obturateur). Entre les portions supérieure et moyenne, ainsi que entre la portion inférieure et l'ischion, existent seulement des ouvertures en forme de fentes. » (Roman Fischer, Beiträge zur lehre über die Hernia obturatoria, Luzern, 1856.)

ratrice est disposée de manière à ce que le muscle, pendant sa contraction, ne peut en rien rétrécir l'anneau sous-pubien.

L'*aponévrose pelvienne latérale*, bien distincte de la membrane fibreuse qui obture le trou sous-pubien, naît de la partie supérieure du pourtour du trou sous-pubien et du détroit supérieur du bassin, et aussi de l'aponévrose pelvienne supérieure qu'elle abandonne pour rester accolée au muscle obturateur interne. Elle se prolonge sur la face interne du pubis et de l'ischion, et va se continuer en bas avec la portion réfléchie du ligament sacro-sciatique. Elle recouvre tout le pourtour du trou obturateur, excepté dans le point correspondant à la gouttière sous-pubienne, où, réunie à la membrane obturatrice, elle forme un arc fibreux qui transforme, ainsi que nous l'avons déjà vu, la gouttière en canal.

Le *péritoine* n'offre pas la même disposition chez l'homme et chez la femme. Chez l'homme, la portion péritonéale qui corrrespond à la face pelvienne de la région obturatrice est assez uniformément tendue; une couche mince de tissu cellulaire l'unit d'une façon assez intime à l'aponévrose pelvienne. Chez la femme, au contraire, et surtout chez celle qui a eu plusieurs enfants, cette partie du péritoine est moins tendue; elle peut offrir des plis, et la couche celluleuse qui l'unit à l'aponévrose pelvienne est plus lâche, moins résistante que chez l'homme. Enfin, M. A. Forget rappelle dans son mémoire sur la hernie obturatrice (1) que Rœser a signalé une disposition anaomique qui mérite d'être prise en considèration, au point de vue surtout qui nous occupe. « C'est, dit M. Forget, au niveau de l'émergence des vaisseaux obturateurs, un

(1) A. Forget. De la hernie obturatrice, in Union médicale, 1866.

point de la largeur d'un pois qui a plus de mollesse et cède à la pression. Par de nombreuses recherches sur les cadavres, il (Rœser) s'est assuré que l'on pouvait quelquefois facilement enfoncer en ce point l'extrémité de l'index dans un petit canal jusqu'à un demi-pouce et même un pouce entier de profondeur, de manière à se coiffer le doigt comme d'un dé à coudre. » M. Forget ajoute que Camper, au dire de W. Lawrence, a rencontré sur le cadavre de pareils prolongements du péritoine dans le trajet des vaisseaux obturateurs, et que Lawrence, lui-même, a constaté sur un cadavre de femme une petite cavité capable de recevoir l'extrémité du petit doigt. Au reste, nous aurons occasion de revenir sur ce point.

B. Nous venons de voir les rapports qu'affecte, par sa face pelvienne, le trou obturateur. Nous allons décrire maintenant les parties qui recouvrent sa face antérieure, car ces parties offrent un intérêt lorsque la hernie sous-pubienne a franchi l'orifice externe du canal sous-pubien.

En procédant d'arrière en avant, nous rencontrons :

Le muscle *obturateur externe* qui, d'une part, s'insère au pourtour du trou sous-pubien, à la membrane obturatrice, à l'arcade aponévrotique qui complète le canal sous-pubien, et, d'autre part, dans la cavité digitale du grand trochanter.

« Il est facile de s'assurer, par une dissection attentive, que les fibres de ce muscle se composent de deux plans de faisceaux : l'un, beaucoup plus considérable et plus superficiel, qui s'insère sur la partie antérieure du pubis, sur la lame qui borne en avant le trou obturateur, et sur la partie interne de la membrane obturatrice ; l'autre, beaucoup plus petit, situé profondément, très mince, et dont les fibres sont dirigées de haut en bas et de dedans en dehors, s'insère sur le petit ligament antérieur que j'ai décrit. » (Vinson, *loc. cit.*) (1). Ce muscle recouvre complètement le trou sous-pubien, doublant ainsi en avant la membrane obturatrice, de même que nous avons vu l'obturateur interne la doubler en arrière. Le bord supérieur de ce muscle passe immédiatement au-dessous de l'orifice externe du canal sous-pubien et au devant de la partie correspondante de la membrane obturatrice. « Il résulte de là que le muscle obturateur externe peut être facilement déprimé par les parties qui forment la hernie sous-pubienne lorsqu'elle est volumineuse, et qu'il ne doit opposer qu'une assez faible résistance à sa sortie. » (Vinson, *loc. cit.*)

Le muscle *pectiné* qui, s'insérant supérieurement à l'épine du pubis, à la crête pectinéale et à la face inférieure d'une arcade aponévrotique qui fait suite au ligament de Gimbernat, se termine inférieurement au-dessous du grand trochanter, à la ligne oblique qui s'étend de cette éminence à la ligne âpre du fémur. Par son bord inférieur, ce muscle recouvre l'obturateur externe ; par sa face postérieure, il répond à l'orifice antérieur du canal sous-pubien ; il en résulte donc qu'il concourt ainsi à fermer cet orifice et que, dans la hernie sous-pubienne, les parties déplacées sont recouvertes par le pectiné.

Le *deuxième adducteur superficiel* ou *moyen adducteur ;* il naît de l'épine du pubis, et se termine au tiers moyen de la ligne âpre du fémur. Situé sur le même plan que le pectiné, qu'il semble continuer en bas, il

(1) Voir aussi la note de la page 21.

unit son bord supérieur au bord inférieur de celui-ci ; ces deux bords sont unis par du tissu cellulaire lâche qui permet de les séparer facilement. Aussi, et nous aurons occasion de le rappeler, est-ce entre ces deux muscles qu'on a proposé de porter l'incision pour arriver au sac herniaire.

Le *petit adducteur* profond (second adducteur) ; né au-dessous de l'épine du pubis; en dehors du muscle droit et en dedans du muscle obturateur externe, il se termine à la partie moyenne de la ligne âpre du fémur. Par son bord externe, ce muscle est en rapport avec le muscle obturateur externe et le psoas-iliaque. Dans les cas de hernie sous-pubienne, la face postérieure de la hernie repose en partie sur ce muscle et « quelquefois on l'a vu contracter de fortes adhérences avec le sac herniaire. » (Vinson, *loc. cit.*)

Le *grand adducteur ;* il s'insère en haut à la branche ascendante de l'ischion, à la branche descendante du pubis et au sommet de l'ischion et, en bas, à l'interstice de la ligne âpre du fémur dans toute sa longueur, ainsi qu'à un tubercule très prononcé qui se trouve sur le condyle interne du fémur. Son bord supérieur répond en dedans à l'obturateur externe, et, sur sa face antérieure, s'appuie quelquefois le sac herniaire, dans un intervalle ménagé par le bord supérieur du petit adducteur. — Ainsi donc, et de la position et des rapports des adducteurs, il résulte que dans le cas de hernie sous-pubienne, celle-ci, franchissant l'orifice externe du canal sous-pubien et le bord de l'obturateur externe se trouve comprise entre les deux couches musculaires formées par les adducteurs superficiels, et par les adducteurs profonds. Ajoutons enfin que, d'une part, les tendons réunis des muscles psoas et iliaque, passant sur la partie externe du pectiné qu'ils pressent fortement, et, d'autre part, étant donnée la direction particulière du canal sous-pubien, il s'ensuit que c'est vers la partie supérieure du muscle pectiné, et en soulevant son bord inférieur, qu'apparaît et se dessine la tumeur herniaire.

L'*aponévrose fémorale ;* elle recouvre tous les muscles que nous venons d'énumérer : forte, résistante, elle ne nous offre rien de particulier, si ce n'est l'ouverture qu'elle présente à 2 centimètres environ au-dessous de l'arcade crurale pour le passage de la veine saphène. Nous rappelons ce point d'anatomie qui a son importance ; on pourra s'en convaincre en lisant l'observation de M. Obré Henry (1) ; il s'agit, en effet, d'un cas de herniotomie sous-pubienne dans lequel la veine saphène fut ouverte, et l'hémorrhagie qui s'ensuivit, outre qu'elle fut assez assez abondante, faillit empêcher que l'opération ne fût menée à bien.

Enfin la *peau*, qui n'offre rien de particulier. Entre la peau et l'aponévrose existe une couche de tissu cellulo-graisseux plus ou moins considérable, au milieu de laquelle on rencontre des ganglions lymphatiques. Ces ganglions se tuméfient parfois dans les cas de hernie sous-pubienne ; en outre « ils peuvent donner lieu à des erreurs, soit en masquant la tumeur, soit en en imposant pour elle. » (Vinson, loc. cit.)

Canal sous-pubien. Nous avons vu plus haut que le trou obsturateur offrait à sa partie supérieure et antérieure une gouttière que transformait en canal sous-pubien la membrane obturatrice dont la partie supérieure et externe s'élargissait en formant un plan légèrement

(1) Voir aux Pièces justificatives, B, observation XI.

incliné en bas et en dedans. — Le *canal sous-pubien* est donc un conduit osseux supérieurement, fibreux inférieurement. Ce conduit est assez peu large ; il est obliquement dirigé en bas, en avant et en dedans, de la cavité pelvienne à l'extérieur. La membrane qui constitue sa moitié inférieure est doublée, comme nous l'avons déjà dit, en dedans par les fibres de l'obturateur interne, en dehors par celles de l'obturateur externe. C'est donc de ce côté seulement que le canal peut se dilater, puisque sa moitié supérieure est osseuse.

« L'orifice interne du canal sous-pubien a la forme d'un ovale dont la grosse extrémité est en dehors et en arrière, et la petite en dedans et en avant. Le diamètre horizontal de l'*orifice interne* du canal sous-pubien est de 14 millimètres, et le diamètre vertical (hauteur) est de 9 millimètres. Le diamètre horizontal de l'*orifice externe* du canal sous-pubien est de 18 millimètres, et son diamètre vertical, à sa partie moyenne, est de 12 millimètres. Quant à la longueur du canal sous-pubien, elle varie suivant qu'on la mesure de la partie interne de l'orifice abdominal du même canal à l'extrémité externe de l'orifice sous-pectinéal du même conduit. Mesurée dans la direction de son axe, la longueur du canal sous-pubien est de 2 centimètres. » (Vinson, loc. cit.)

Le canal sous-pubien donne passage aux vaisseaux et au nerf obturateurs. Il est à remarquer que l'on trouve quelquefois deux petites arcades aponévrotiques, l'une pour l'artère et la veine obturatrices, l'autre pour le nerf obturateur.

L'*artère obturatrice* est remarquable par ses variétés d'origine, qui sont aussi fréquentes chez l'homme que chez la femme.

Elle naît ordinairement de l'hypogastrique ; elle vient presque aussi souvent de l'iliaque externe, soit isolément, soit par un tronc commun avec l'épigastrique ; enfin, mais plus rarement, on la voit naître de la fémorale. On comprend que son trajet soit modifié d'après ces différences d'origine qui peuvent avoir lieu soit d'un seul côté, soit des deux côtés à la fois.

Lorsque l'artère obturatrice naît de la fémorale, elle se porte de bas en haut, au côté interne de la veine fémorale, pénètre dans le bassin par l'anneau crural, se réfléchit sur la face supérieure du corps du pubis, pour passer derrière lui et gagner l'orifice interne du canal sous-pubien.

Lorsqu'elle naît d'un tronc commun avec l'épigastrique, c'est-à-dire à 2 centimètres au-dessus de l'arcade fémorale, elle se porte en bas et en avant, gagne la paroi latérale du bassin, croise le nerf obturateur et pénètre dans le canal sous-pubien.

Enfin, lorsqu'elle naît de la manière accoutumée, elle se dirige horizontalement d'arrière en avant, appliquée contre les parois latérales du détroit supérieur, contre lequel la maintient le péritoine, parallèlement au nerf obturateur qui est placé au-dessous d'elle ; elle gagne avec lui l'orifice interne du canal sous-pubien et parcourt ce canal dans le trajet duquel elle se divise en deux branches terminales : l'une, *branche terminale externe*, côtoie la moitié interne du trou ovale ; placée entre les deux muscles obturateurs elle se termine en s'anastomosant avec l'artère ischiatique, entre le col du fémur et le muscle carré ; — l'autre, *branche terminale interne*, se porte entre l'obturateur externe et les branches descendante du pubis et ascendante de l'ischion, formant ainsi une demi-arcade qui circonscrit la moitié interne du trou ovale et se termine dans les muscles de la région et en s'anastomosant avec l'artère circonflexe interne.

La *veine obturatrice* n'offre rien de particulier.

Le *nerf obturateur* naît de la troisième, de la quatrième et de la cinquième paire lombaire; il traverse le psoas, longe son côté interne et croise très obliquement la partie latérale du détroit supérieur ; dans ce trajet il est plongé au milieu du tissu cellulaire sous-péritonéal de cette région. Il gagne ainsi l'orifice interne du canal sous-pubien, le traverse et à sa sortie s'épanouit en quatre branches divergentes, après avoir fourni deux filets pour le muscle obturateur externe.

Des quatre branches terminales, trois passent sous le pectiné et vont se rendre : l'*interne* au muscle droit interne ; l'*externe* au premier adducteur; la *moyenne* au petit adducteur : cette branche après avoir fourni des rameaux au muscle se termine par un long filet qui s'anastomose avec le nerf saphène interne et son accessoire ; elle émet aussi quelques filets qui vont se distribuer dans la synoviale du genou et dans les téguments de la partie interne et postérieure de l'articulation fémoro-tibiale; la *quatrième* branche enfin, plus profonde, appartient au grand adducteur.

Sous le nom d'*accessoire du nerf obturateur*, Cruveilhier a décrit un petit cordon nerveux qu'il a rencontré chez beaucoup de sujets. Ce petit nerf naissait tantôt de la troisième paire lombaire, tantôt du nerf obturateur lui-même, traversait le psoas pour se porter au devant de lui, et, marchant parallèlement au nerf obturateur, au-dessus duquel il était situé, gagnait le pubis qu'il croisait en dehors de l'éminence iléo-pectinée et auquel il était accolé; il s'enfonçait ensuite sous le muscle pectiné et, passant dans l'angle de bifurcation de l'artère fémorale superficielle avec la profonde, venait s'anastomoser avec le nerf saphène interne, branche du crural. Au niveau du pubis, il fournissait plusieurs rameaux qui traversaient la capsule fibreuse de l'articulation coxo-fémorale, pour se porter à la synoviale.

Les rapports du nerf obturateur avec les vaisseaux obturateurs, en traversant le canal sous-pubien, sont les suivants : le nerf occupe la partie externe et inférieure du canal; la veine est située au côté interne du nerf, et l'artère en dedans de la veine, c'est-à-dire à la partie la plus interne du canal.

Enfin nous terminerons en disant que le canal sous-pubien, outre les vaisseaux et le nerf auxquels il donne passage, contient un tissu cellulo-graisseux qui fait communiquer la couche sous-péritonéale du bassin avec celle de la partie profonde de la cuisse. « La proportion de ce tissu cellulo-graisseux offre de grandes différences selon les âges. On doit supposer que l'atrophie de ce tissu est une des dispositions anatomiques qui contribuent le plus à faciliter le développement de la hernie sous-pubienne chez les vieillards amaigris. » (Vinson, loc. cit.)

CHAPITRE III.

ANATOMIE PATHOLOGIQUE.

Nous étudierons successivement dans ce chapitre : A. — le sac herniaire ; B. — ses rapports avec les parties avoisinantes ; C. — ses rapports avec les vaisseaux et le nerf obturateur ; D. — les parties qu'il renferme ; E. — les altérations du sac herniaire, de son contenu et des parties avoisinantes ; F. — enfin les complications qui ont été le plus souvent rencontrées.

A. — *Sac herniaire.* — Nous dirons tout de suite que, dans l'immense majorité des cas, c'est à travers le canal sous-pubien que se forme la hernie obturatrice. Toutefois il peut en être autrement. En effet, « le musée Dupuytren possède une pièce (n°248) due à M. J. Cloquet (1816), sur laquelle la hernie se fait à travers la membrane obturatrice. Celle-ci présente à son centre un orifice ovalaire ayant 3 centimètres dans son grand diamètre et qui est indépendant de l'orifice qui donne passage aux vaisseaux obturateurs. La hernie était petite et son pédicule large (1). » D'autre part, dans une observation rapportée par Lorinser (voy. Pièces justific. B, obs. XXI), il est manifestement dit que « le doigt porté dans la cavité du

(1) Nicaise. Art. Hernie obturatrice, in Diction. encyclop. de sciences médicales, 2e série, t. XIV, 1re partie, p. 109.

sac reconnut qu'elle était bornée en haut par la membrane obturatrice au bord supérieur de laquelle se trouvait l'intestin affaissé et retenu par des adhérences partielles ; la base de la tumeur s'engageait dans une fente longitudinale de la membrane obturatrice. » Il s'ensuivrait donc que la hernie sous-pubienne peut aussi se faire jour à travers la membrane obturatrice.

Le sac herniaire est généralement constitué par la portion du péritoine qui avoisine le trou sous-pubien ; mais, parfois aussi, dans sa constitution, peuvent entrer, avec le péritoine, soit l'épiploon, ce dernier si abondant que la poche dans laquelle loge l'intestin a l'aspect d'un sac exclusivement épiploïque (obs. de Stanley), soit le fascia pelvien, comme dans le cas rapporté par M. L. Labbé. Une fois enfin le sac herniaire était constitué par le péritoine qui forme le ligament large (Chiène) (1).

Comment se forme le sac herniaire ? Précède-t-il de quelque temps l'engagement de la partie intestinale qui sera herniée, ou bien se forme-t-il subitement sous l'effort du viscère qui tend à pénétrer dans le canal sous-pubien ? Il est assez difficile de le dire exactement. Vinson admet que « dans la grande majorité des cas, un travail lent et permanent prépare la formation du sac longtemps avant qu'une portion de l'intestin *y reste engagée* ou *y séjourne*

(1) « Voici comment, dit Chiène, selon toute probabilité on peut expliquer cette particularité : à l'état normal, le ligament large présente une petite dépression entre le ligament rond et la trompe de Fallope. La masse intestinale est venue presser en ce point ; les feuillets du ligament se sont écartés ; la pression continuant, l'intestin a passé à travers le canal obturateur, poussant devant lui un sac formé du péritoine du ligament large ; et la trompe de Fallope a été entraînée avec le péritoine. » (Voyez Pièces justificatives B, observation XXXVI.)

habituellement. La membrane obturatrice et le canal sous-pubien sont, dit-il, conformés de telle manière pour le passage de dedans en dehors des vaisseaux et du nerf obturateurs qu'on ne saurait nier qu'il n'en résulte, dans les cas d'atrophie du tissu cellulaire graisseux du canal, une tendance constante du péritoine à s'invaginer à travers l'ouverture vers laquelle le poussent les parties qui tendent à faire hernie ; aussi, à mesure que le canal sous-pubien se relâche ou s'agrandit sous l'effort des viscères, le péritoine s'engage plus avant dans le passage qui lui est ouvert, le distend et finit par former dans cette partie un *infundibulum* en forme de doigt de gant ou de dé à coudre ; cette disposition du canal sous-pubien et de la portion du péritoine qui lui est contiguë *existe fréquemment chez les vieillards sans qu'ils portent pour cela véritablement de hernie sous-pubienne* ou au moins *sans qu'on trouve à l'ouverture* des cadavres de portion d'intestin ou d'épiploon *engagée dans le canal sous-pubien.* » (Vinson, loc. cit., p. 46.) Assurément il est probable qu'il en est ainsi le plus souvent ; mais nous ne croyons pas toutefois que ce mode de formation du sac herniaire soit toujours aussi constant et même aussi fréquent que l'admet Vinson. Notre manière de voir résulte de la lecture des observations rapportées par Jules Cloquet, Rœser, Hewett Werner, Léon Marie, observations dans lesquelles il est dit que la hernie obturatrice s'est produite chez des personnes jeunes ou nullement amaigries. Et d'autre part, si nous rappelons ce que nous avons déjà mentionné en parlant de la disposition anatomique normale du péritoine, à savoir qu'il existe, d'après Rœser, au niveau de l'émergence des vaisseaux obturateurs, un point du péritoine qui a plus de mollesse, cède à la pression et permet facilement d'enfoncer l'extrémité de l'index de manière à se coiffer le doigt comme d'un dé à coudre, nous serons en droit, croyons-nous, de supposer qu'il n'est pas nécessaire qu'il y ait, pour permettre la formation du sac herniaire, amaigrissement et atrophie du tissu cellulo-graisseux du canal sous-pubien.

Ce qui est certain, toutefois, c'est que cet *infundibulum* existe fréquemment chez les vieillards, et qu'il a été constaté par Hommel, Cassebohm, Camper, Lawrence, comme une espèce de hernie obturatrice dont le sac était vide. Cruveilhier père, en 1839, ayant trouvé sur une femme de soixante-quinze ans, à l'endroit du trou ovale de chaque côté, *deux sacs vides*, rapporta le fait à la Société anatomique, ajoutant qu'il était porté à croire que dans ces cas la formation du sac précédait l'introduction des intestins dans son intérieur. Un membre de la Société, Mercier, fit observer que cela pouvait tenir plutôt à ce que les parties extérieures ne permettent pas ordinairement à la hernie d'acquérir un grand volume proportionnellement au diamètre de l'orifice et qu'alors les intestins qui y sont engagés en sortent avec une très grande facilité (Bull. Soc. anat., t. XIV, p. 133, 1re série, 1839). — Nous ne serions pas éloignés de nous rallier à cette opinion. En effet, si l'on veut bien parcourir les observations que nous avons rassemblées, on verra qu'il y est assez souvent mentionné, dans les antécédents des malades, qu'ils avaient, à une ou plusieurs reprises différentes, éprouvé déjà des symptômes d'occlusion intestinale (constipation opiniâtre, vomissements), symptômes qui avaient disparu naturellement, ou cédé à l'administration d'un ou de plusieurs purgatifs. On pourrait donc supposer que, dans ces circonstances, déjà se produit du côté du canal sous-pubien l'engagement d'une portion intestinale refoulant devant elle le péritoine ; que cette portion intestinale, sous une influence quelconque et après un temps variable, rentre dans la cavité abdominale, tandis que le sac herniaire, définitivement constitué, reste tel jusqu'au jour où l'intestin, trouvant en quelque sorte la route ouverte, s'engage de nouveau plus ou moins profondément et finit par s'étrangler. — En un mot, nous croyons que assez souvent le sac herniaire et l'engagement du viscère se produisent simultanément, et par conséquent que la pénétration de l'intestin à travers le canal sous-pubien n'exige pas nécessairement la formation préalable du sac herniaire.

Le volume du sac herniaire est très variable. Tantôt il est très volumineux comme dans le cas de Garengeot, où la hernie présentait à l'extérieur une longuenr de 5 à 6 pouces ; le plus souvent il a le volume d'un œuf de poule, d'un gros œuf de pigeon, d'une prune, d'une muscade, d'une noisette, d'une bille d'écolier (M. Trélat). Une fois enfin, il avait un volume considérable. « Il nous a été donné de voir tout récemment, sur une religieuse, une hernie obturatrice du volume de la tête d'un adulte ; elle occupait la partie interne de la cuisse gauche. Nous l'avons maintenue réduite par un bandage qui, du reste, offre des difficultés dans son application parce que la marche le déplace facilement. » (Velpeau et Béraud, Manuel d'anat. chirur. et topograph, 1862, 2e éd., p. 578.)

Vinson admet que « lorsqu'il s'est formé un *infundibulum* ou une véritable hernie qui s'est, une ou plusieurs fois réduite spontanément, l'intestin faisant irruption dans cet *infundibulum* ouvert devant lui, le dilate, l'allonge, l'agrandit et forme une hernie plus ou moins considérable ; lorsque, au contraire, la hernie sous-pubienne se forme tout d'un coup, le sac peut être assez petit pour que la hernie ne fasse point saillie à l'extérieur et que l'intestin soit seulement pincé à sa circonférence. » (Vinson, loc. cit., p. 49.) Sans doute cela peut être ; mais les choses ne se passent pas toujours ainsi et nous n'en voulons comme preuve que les cas de Garengeot, d'Eschenbach, de Dupuytren, de M. le professeur Trélat, dans lesquels la hernie, produite sous l'influence d'une chute ou d'un effort, formait à l'extérieur une tumeur plus ou moins volumineuse.

B. — *Rapports du sac herniaire avec les parties avoisinantes.* — Nous avons dit, dans le chapitre consacré à l'anatomie, que le canal sous-pubien se trouvait constitué dans ses deux tiers supérieurs par la gouttière osseuse qu'offre à sa partie supérieure le trou obturateur et dans son tiers inférieur par le bord supérieur de la membrane obturatrice. Cette membrane, ainsi que nous l'avons vu, offre à cette partie supérieure une arcade fibreuse à laquelle s'insère, comme on sait, le muscle obturateur interne et le fascia pelvien qui revêt la face interne de ce muscle. Lorsque le sac herniaire se constitue et s'engage dans le canal sous-pubien, c'est sur cette arcade fibreuse qu'il repose tout d'abord ; son collet appuie donc sur elle inférieurement, tandis que supérieurement il se trouve en rapport avec la partie osseuse du canal sous-pubien, revêtue de son périoste. C'est encore à ce niveau que le collet du sac pourra contracter des adhérences plus ou moins intimes suivant qu'il aura été le siège d'une plus ou moins vive inflammation.

Lorsque le sac herniaire a complètement franchi le

canal sous-pubien et qu'il fait saillie au dehors, il affecte des rapports avec les muscles avoisinants, rapports variables suivant que la hernie est plus ou moins volumineuse.

Lorsque la hernie est d'un petit volume, le sac herniaire se trouve situé entre la membrane obturatrice et le muscle obturateur externe ; dans certains cas le fond du sac herniaire peut être engagé assez profondément entre la membrane et le muscle, refoulant ainsi en avant celui-ci et par suite soulevant le pectiné. Dans un cas étudié par Vinson, où la hernie était assez développée au dehors, le sac herniaire « déprimait le bord supérieur du muscle obturateur externe, et la face postérieure du sac appuyait en partie sur la face antérieure de ce muscle ; le fond du sac appuyait sur le petit adducteur et touchait même, au-dessus du bord supérieur du petit adducteur, à une petite portion de la face antérieure du grand adducteur qu'on aperçoit à cet endroit. Dans ce cas, la face antérieure et supérieure du sac était recouverte par le muscle pectiné, qui descendait du pubis sous la forme d'une lame, et s'appliquait sur la hernie. » (Vinson, loc. cit., p. 50.) Dans les cas de Cruveilhier, Hewet, Goodhart, le sac se trouvait assez profondément entre la membrane obturatrice et le muscle obturateur externe. Dans un autre cas, cité par Hilton (Pièces justif. B, obs. IV), le sac herniaire avait perforé la partie supérieure de l'obturateur externe et était recouvert par une lame aponévrotique épaisse, à la suface inférieure de laquelle il était fortement adhérent. — Dans l'observation de Löwenhardt (Pièces justif. B, obs. XVIII), le sac herniaire était immédiatement situé sous le pectiné; de même dans celle de Zsigmondy. — Enfin dans le cas déjà cité de Chiène, le sac herniaire du volume d'un œuf de pigeon, était recouvert par les fibres du pectiné ; sa face externe et adhérente à l'aponévrose du muscle obturateur externe avait entraîné dans son passage à travers le canal obturateur les fibres du muscle obturateur interne. Il est encore d'autres cas où la hernie a pu soulever le bord inférieur du pectiné et se frayer un passage entre ce muscle et le moyen adducteur : c'est du moins l'avis de Vinson, qui pense que les choses se passèrent ainsi dans les faits rapportés par Garengeot et Eschenbach, dans lesquels la hernie formait une saillie au-dessous de la peau (1).

(1) Nous donnons ici l'opinion de Roman Fischer, en rappelant que cet auteur admet deux membranes obturatrices.

« La hernie obturatrice peut se frayer passage au dehors de quatre façons. Disons d'abord que lorsque la hernie se trouve entre le muscle obturateur externe et la membrane obturatrice interne, la tumeur ne peut être très grosse dans cet espace ; elle abandonne cet espace quand elle augmente et alors elle peut se porter :

« 1° Entre la branche horizontale du pubis et le bord supérieur de la partie antérieure du muscle obturateur externe, passage qui se trouve indiqué par le rameau adducteur antérieur du nerf obturateur ;

« 2° Entre la partie moyenne et la partie antérieure du muscle obturateur externe, à travers l'ouverture que traverse le rameau adducteur postérieur du nerf obturateur ;

« 3r Entre la membrane obturatrice externe et la membrane obturatrice interne, en suivant le trajet de la troisième branche du nerf obturateur, dans la fosse remplie de tissu adipeux qui se trouve au-dessous de la portion postérieure (inférieure) du muscle obturateur (et de là, plus loin, entre le bord inférieur de cette portion du muscle et la branche ascendante de l'ischion);

« 4° Entre la membrane obturatrice externe et l'incisure de la cavité cotyloïde.

« La quatrième sortie est la moins probable parce que les parties avoisinantes sont trop résistantes et le passage trop étroit. Il en est de même pour la troisième et pour les mêmes raisons. La membrane obturatrice interne qui est, du reste, à l'état frais assez molle, pré-

Quoi qu'il en soit des divers rapports que puisse ainsi affecter le sac herniaire, il n'est pas rare de trouver entre le sac et les parties qui la recouvrent immédiatement des adhérences soit partielles, soit complètes et plus ou moins résistantes, sur lesquelles nous aurons à revenir plus loin.

C. — Rapports du sac herniaire avec les vaisseaux et le nerf obturateur. — Les premiers observateurs qui rencontrèrent sur le cadavre des hernies sous-pubiennes n'étudièrent pas, ainsi que le fait remarquer Vinson, les rapports des vaisseaux et du nerf obturateur avec le sac herniaire. Cependant Günz, Heister avaient signalé le danger qu'il pouvait y avoir de blesser, pendant l'opération, l'artère obturatrice. Mais ce ne fut que beaucoup

sente précisément à cet endroit ses fibres les plus solides et la membrane obturatrice externe est presque dans toute son étendue composée de fibres très résistantes.

« Les deux premières sorties sont les plus probables, parce qu'elles sont la continuation du canal obturateur et sont tracées à l'avance par la sortie de rameaux nerveux assez considérables. Mais entre ces deux dernières sorties, c'est la deuxième qui pourrait être la plus probable, c'est-à-dire celle qui s'effectue entre la portion antérieure (supérieure) et la portion moyenne du muscle obturateur externe, parce que les parties qui l'entourent (les bords des deux portions sus-mentionnées du muscle) sont moins résistantes, et aussi malgré que ce passage se trouve situé, dans la direction il est vrai, mais un peu en arrière, du prolongement du canal obturateur.

« Une hernie sortant par le premier passage devrait se trouver, après sa marche effectuée, entre le fascia sous-pectinéal et le muscle court adducteur, c'est-à-dire entre ce dernier et le pectiné, et si elle augmente de volume, elle serait même entre le muscle long adducteur et le muscle court adducteur; par contre une hernie sortant par le deuxième passage devrait être située entre le fascia interadducteur (c'est-à-dire entre le muscle court adducteur) et le muscle grand adducteur. » (Roman Fischer, loc. cit., p. 7 et 8.)

plus tard qu'Astley Cooper signala d'une façon précise, et le premier, les rapports des vaisseaux et du nerf obturateur avec le sac herniaire. Il est dit, en effet, dans l'observation qu'il rapporte que « l'artère obturatrice et le nerf étaient situés *en arrière du collet du sac et un peu à son côté externe*. Plus tard Lawrence mentionna aussi ces rapports : « Dans ce cas, dit-il, comme dans celui de Cooper, les vaisseaux sous-pubiens étaient derrière le sac. »

Hipp. Cloquet et Jules Cloquet donnèrent plus sérieusement encore des détails sur ce point anatomique. Hipp. Cloquet dans un cas, après avoir injecté les vaisseaux par l'artére iliaque, constata que les vaisseaux obturateurs se trouvaient *placés en arrière et en dehors du sac*. Dans le cas de Jules Cloquet, « les vaisseaux obturateurs qui naissaient des artère et veine hypogastriques étaient placés, avec le nerf obturateur, *en dehors et en arrière* du collet du sac. L'artère obturatrice, au-dessous de ce collet, se divisait en deux branches : une inférieure, qui passait derrière le sac pour aller se distribuer au muscle obturateur externe, et au petit adducteur ; l'autre, passant également derrière le sac, se contournait à sa partie interne au niveau de son rétrécissement et revenait ensuite au devant de lui pour se porter au muscle pectiné. » — Dans le cas de Gadermann, l'artère obturatrice naissait de l'épigastique et marchait d'abord à la partie *interne*, puis *au devant* du sac. Dans celui de Maréchal, le sac était circonscrit *postérieurement* par l'artère et le nerf. — Smith rapporte « que la veine et l'artère marchaient sur la *partie inférieure et postérieure* du sac. — Cruveilhier père avait trouvé le nerf et les vaisseaux sous-pubiens situés au *côté externe et antérieur* du sac, le nerf en avant et les vaisseaux en arrière, et il en avait tiré cette conclusion qu'il faut *débrider en bas et en dedans*. — Demeaux signala une disposition particulière de l'artère : « En soulevant le péritoine, dit-il, pour arriver à l'ouverture du trou sous-pubien, on voit immédiatement en dehors de la hernie, le nerf obturateur accolé contre le sac ; un peu plus bas et encore un peu en dehors, on voit l'artère obturatrice, et enfin, encore en bas et un peu en dedans, on voit la veine du même nom. Examinés hors du bassin, les rapports ne sont pas les mêmes : immédiatement en bas, on aperçoit le nerf; l'artère se trouve tout à fait en dedans, la veine se trouve directement en haut. Il résulte de cette disposition que *les vaisseaux et le nerf contournent la hernie en décrivant autour d'elle une demi-spirale*. » Cette même dispositon des vaisseaux fût encore constatée dans le cas de Bouvier, recueilli par Fiaux.

Vinson, dans la première observation qu'il recueillit dans le service de Rayer, trouva « que l'artère obturatrice provenait de l'épigastrique, descendait derrière la branche du pubis, et, arrivée au canal par lequel elle doit sortir, se bifurquait et embrassait par ses deux branches (la branche interne étant la plus volumineuse) la partie supérieure du collet du sac : un débridement soit en dehors, soit en dedans aurait divisé l'artère. Le nerf obturateur était au-dessus du collet du sac, et, à l'extérieur du bassin, il était placé au côté externe et antérieur de la hernie, au-dessus du pectiné. Une branche de l'artère (la branche externe) existait entre la hernie et le pectiné. » Dans la seconde observation qu'il put recueillir dans le même service, « le nerf obturateur était situé à la partie externe du sac, la veine en dedans du nerf et l'artère obturatrice en dedans de la veine; le nerf était situé au côté externe du collet; en passant sous le pubis, il s'étalait à la face externe et antérieure du sac à la manière d'un ruban. L'artère, d'un calibre extrêmement petit, se divisait en deux branches qui embrassaient le collet du sac, en passant, l'une au *côté externe*, l'autre au *côté interne*. » King, de Brighton, trouva l'artère et le nerf situés *derrière* le sac, et Manec, à la partie *interne* de la tumeur.

Dans l'observation de Hewett, les vaisseaux et le nerf obturateurs occupaient le *côté externe* du sac; une grosse branche de l'artére épigastrique entourait en partie le collet du sac. Dans le fait de Hilton, le « nerf obturateur passait *en dehors* du sac ainsi que l'artère qui naissait immédiatement de l'iliaque externe; l'artère et le nerf n'étaient pas en rapport direct avec le sac, mais en étaient séparés par une couche du fascia transversalis. »

Dans le cas observé par Tatum et rapporté par Stanley, le nerf était situé au *côté externe* du sac, et le collet du sac était en partie encerclé par une grosse branche de l'artère obturatrice qui passait à sa partie supérieure. M. Gressent, de Rouen, trouva les vaisseaux obturateurs situés en *arrière* de la tumeur; le nerf était *en dehors* et *un peu en avant*. Dans le fait observé par Lorinser et dans lequel l'opération fut pratiquée, il est dit que la base de la tumeur s'engageait dans une fente longitudinale de la membrane obturatrice, à l'angle inférieur de laquelle fente l'auteur crut sentir *derrière* l'intestin les battements de l'artère obturatrice.

M. Didion trouva les vaisseaux obturateurs en *arrière* de la hernie. M. Josse constata que le nerf et les vaisseaux occupaient la partie *supérieure* et *externe* du collet du sac. Dans l'observation de M. L. Labbé, les vaisseaux obturateurs présentaient une disposition en spirale un peu analogue à celle déjà mentionnée par Demeaux et Bouvier : « L'anse intestinale, dit en effet M. Labbé, au moment où elle entre dans le canal obturateur, est *en dedans et en avant* des vaisseaux et nerf obturateurs ; à sa sortie du canal elle est *en dedans et au-dessous* de ces vaisseaux et nerf. » Chiène trouva l'artère obturatrice située *derrière* le collet du sac, dont elle était séparée par une bandelette transversale, dépendance de la membrane fibreuse ; le nerf était placé à la partie *antérieure* du sac. M. Chassaignac constata que les vaisseaux et le nerf obturateurs occupaient le *côté externe* du collet du sac. Dans le cas de M. Ed. Cruveilhier, les vaisseaux et le nerf étaient *obliques en avant, en bas et en dehors*. MM. Roberts et Erichsen trouvèrent le nerf et les vaisseaux *au-dessous* et *en dehors* du sac.

M. le professeur Trélat trouva le nerf situé *en dedans* du sac et les vaisseaux obturateurs *en dehors*. Dans le cas rapporté par Goodhart, le nerf était *en dehors* et *en haut* ainsi que l'artère et la veine ; mais une branche artérielle passait *en dedans* du sac ; du reste, l'artère obturatrice naissait de l'iliaque interne. Enfin, dans un cas publié en 1853, dans le *Canstatt's Jaresbericht der Medicin*, le nerf et l'artère étaient à la partie *externe et inférieure* du sac.

De tout ceci il résulte :

1° Que les vaisseaux obturateurs ont été trouvés :

En dehors du sac. . . . . 11 fois
En dedans du sac. . . . . 6 —

En arrière du sac.	6 —
Au-dessus du sac.	1 —
En bas et en arrière du sac. . . .	1 —
Au-dessus et en dehors du sac. .	2 —
Obliques en avant, en bas et en dehors du sac.	1 —
Au-dessous et en dehors du sac. .	2 —

Enfin *une fois* une grosse branche de l'artère épigastrique entourait en partie le collet du sac. (Obs. de Hewet.)

2° Que le nerf obturateur occupait :

La partie postérieure du sac. . . .	2 fois
La partie externe du sac.	6 —
La partie externe et antérieure du sac.	4 —
La partie externe et inférieure du sac.	2 —
La partie supérieure du sac. . . .	2 —
La partie interne du sac.	1 —
La partie antérieure du sac. . . .	1 —

Enfin, *une fois* il passait obliquement en avant, en bas et en dehors du sac, et *une fois* il occupait la partie externe et supérieure du sac.

D. *Parties contenues dans le sac herniaire.* — De tous les viscères trouvés dans le sac herniaire, c'est, à deux ou trois exceptions près, l'intestin qui a toujours été pour ainsi dire rencontré ; et, pour préciser davantage, c'est l'intestin grêle qui se trouve le plus souvent mentionné par les observateurs. Parfois cependant l'on a constaté que la hernie était constituée, soit par l'intestin et l'épiploon, soit par l'intestin et le mésentère, soit enfin par d'autres viscères ou seuls ou accompagnant l'intestin : nous reviendrons, du reste, plus loin sur ces derniers; mais jamais, jusqu'à présent du moins, l'épiploon n'a été rencontré seul. Nous devons ajouter toutefois que dans certains faits relatés il est assez difficile de dire quelle partie de l'intestin faisait hernie, les observateurs l'ayant simplement indiqué sous le titre assez vague et général de « portion d'intestin. » On ne saurait donc établir une statistique très rigoureuse. Nous l'essayerons cependant autant que possible, en rappelant brièvement les faits connus.

Breschet, Gadermann, Smith, Wetherfield, Ring ont mentionné l'intestin grêle comme constituant la hernie, mais sans indiquer autrement quelle portion du viscère se trouvait engagée. Il en est de même dans les faits relatés par Hewett, Stanley, Tatum, Didion, Rotteck, L. Labbé, Roberts et Erichsen. Au contraire, dans l'observation de Cruveilhier le père, la portion de l'intestin grêle déplacée répondait à la réunion de son tiers inférieur avec ses deux tiers supérieurs. Dans le cas de Manec, c'était l'iléon. Dans les deux faits recueillis par lui, Vinson trouva, comme constituant la hernie, une première fois le commencement de l'intestin grêle, une seconde fois la fin de ce même intestin. De même dans les faits relatés par Bransby Cooper, W..., Josse, Coulson, Chiène, Brummell, M. le professeur Trélat, Mayo, Goodhart, Zsigmondy, c'était l'iléon qui se trouvait engagé. Dans l'observation de Dusaussay, c'était la partie moyenne de l'intestin grêle qui faisait hernie.

D'autres auteurs, Duverney (dans deux cas), Heuermann, Tebay, Obré, Heath, Nuttal, Lorinser, Watson, Rœser et MM. Chassaignac et Ed. Cruveilhier trouvèrent engagée dans le canal sous-pubien une certaine « portion d'intestin », mais ils n'indiquèrent pas autrement quelle était cette portion. On ne saurait donc dire s'il s'agit encore ici de l'intestin grêle, ce qui est probable, ou au contraire du gros intestin.

Dans d'autres cas, la hernie était constituée par l'intestin et l'épiploon. Ainsi, dans l'observation de Malaval, citée par Garengeot et où l'opération fut pratiquée par Arnaud, la hernie se trouvait formée par l'intestin qui était réductible et par l'épiploon qu'on ne pouvait réduire; ce fut même cette dernière circonstance qui nécessita l'opération. De même dans le cas rapporté par Klinkosch, la hernie obturatrice était formée par l'iléon et par l'épiploon. Hipp. Cloquet trouva aussi la hernie constituée par une portion considérable d'épiploon, derrière laquelle se glissait une anse d'iléon. J. Cloquet également rencontra dans le sac herniaire une anse d'intestin grêle et une portion d'épiploon. Chez la femme de Maréchal, l'épiploon était tiré vers la région inguinale gauche, et son extrémité était engagée avec une anse de l'iléon dans le trou ovale.

Au contraire, dans les cas de Bouvier et de Gressent, c'étaient l'intestin et le mésentère qui constituaient la hernie sous-pubienne.

Enfin, nous dirons que Günz a cité un cas, attribué par lui à Albinus, et dans lequel la hernie obturatrice était formée par la vessie.

Rust avait indiqué l'ovaire parmi les parties que le sac herniaire pouvait contenir; et, dans l'observation de

Gressent, citée plus haut, il est dit que non seulement l'intestin grêle et son mésentère, mais encore la trompe, l'ovaire et le ligament large du côté droit s'engageaient dans la gouttière sous-pubienne du même côté. D'autre part, dans le cas observé par Chiène et dont il a déjà été parlé, l'ovaire était comprimé contre la paroi pelvienne immédiatement au-dessous de l'orifice obturateur, et les deux tiers externes de la trompe de Fallope ainsi que deux pouces d'iléon étaient engagés dans le canal sous-pubien du côté gauche.

Dans le cas de M. Lallemand, c'était un *appendice diverticulaire* de l'intestin grêle, long de trois centimètres et occupant la réunion du tiers supérieur avec le tiers moyen de l'intestin grêle, qui se trouvait contenu dans le sac. Cet appendice pénétrait dans le canal sous-pubien, et l'intestin effleurait seulement l'orifice interne du canal, mais n'y pénétrait pas, de telle sorte que la cavité de l'intestin restait libre, et qu'il n'y avait pas d'obstacle mécanique au cours des matières.

Enfin M. Nicaise (*loc. cit.*) a mentionné l'appendice iléo-cæcal comme ayant été trouvé dans le sac.

Ainsi donc, en résumé, on a trouvé comme consituant la hernie sous-pubienne :

L'intestin grêle seul.	30 fois
L'intestin (sans autre dénomination)	13 —
L'intestin et l'épiploon.	6 —
L'intestin et le mésentère.	2 —
La vessie.	1 —
L'intestin et la trompe.	1 —
L'intestin, la trompe et l'ovaire. .	1 —
L'appendice iléo-cæcal.	1 —

Quelle peut être la longueur de la portion intestinale engagée? On peut dire qu'elle a, en quelque sorte, varié suivant chaque cas. Tantôt, en effet, et c'est assez souvent, l'intestin est simplement pincé; tantôt ce sont les deux tiers de son calibre qui se trouvent incarcérés; tantôt enfin tout son calibre se trouve engagé dans le canal sous-pubien. Certaines hernies mesuraient 3 et 5 centimètres de longueur; dans le cas de Velpeau et Béraud, la portion intestinale herniée devai têtre aussi considérable.

E. *Altérations du sac herniaire, de son contenu et des parties avoisinantes.* — Le sac et les parties qu'il contient peuvent offrir diverses altérations. Le plus souvent le sac herniaire est uni aux parties qui lui sont contiguës par des adhérences; celles-ci sont partielles ou complètes et occupent la face externe du sac, soit seulement au niveau de son collet, soit au contraire dans toute son étendue. Ces adhérences sont ou toutes récentes, ou très anciennes et partant très résistantes. Dans le cas de Lallemand, le sac était adhérent à tout le pourtour du canal ostéo-fibreux. Dans un des cas rapportés par Vinson, et dans d'autres cas analogues, ces adhérences étaient formées par des brides celluleuses qui rayonnaient de la circonférence du sac vers toutes les parties musculaires qui l'entouraient. Dans le cas de Hilton on trouva une lame aponévrotique épaisse qui recouvrait le muscle obturateur externe et le sac herniaire; cette lame détachée, le fond du sac apparut épaissi et fortement adhérent à la surface inférieure de ce fascia, ayant perforé la partie supérieure du muscle obturateur externe.

Ces adhérences peuvent exister aussi à la surface interne du sac, unissant ainsi à cette surface l'intestin et l'épiploon qui se trouvent herniés, d'où la difficulté, l'impossibilité même, de réduire ces parties. Dans l'observation de Gressent, le sac, épais, adhérait par sa partie antérieure et externe au ligament large et par sa partie postérieure et interne à l'intestin et au ligament large.

Les parois du sac, outre un épaississement plus ou moins considérable, peuvent être recouvertes d'une couche cellulo-graisseuse plus ou moins condensée, et aussi offrir des désordres plus graves. Elles peuvent être le siège d'une inflammation très vive et tantôt présenter une rougeur intense et livide, tantôt se montrer comme marbrées et parsemées de taches noires ; et dans ces cas il n'est pas rare de voir le tissu cellulaire qui enveloppe le sac offrir des lésions analogues.

Enfin le sac a été trouvé perforé en un seul ou en plusieurs points et gangréné ; ou bien encore, comme dans le cas de Bouvier, ses parois étaient infiltrées de pus et partiellement gangrénées. Dans d'autres cas, la cavité du sac contenait, soit un liquide fétide, sanieux, soit une couche de sang à demi coagulé et ressemblant à de la gelée de cassis.

L'intestin offre aussi de nombreuses altérations. Le plus souvent ses tuniques sont très vascularisées, d'un rouge sombre, et le siège d'une inflammation plus ou moins considérable ; tantôt elles sont tellement ramollies qu'elles se déchirent avec la plus grande facilité ; parfois même la tunique interne est pour ainsi dire réduite en bouillie. Parfois elles sont le siège d'une ou de plusieurs ulcérations plus ou moins larges, plus ou moins profondes ; c'est en général au niveau de la portion étranglée qu'on les rencontre ; mais dans un cas l'ulcération siégeait sur la face intestinale immédiatement en regard de la portion étranglée. Parfois encore on trouve l'intestin perforé, de telle sorte qu'à l'ouverture du bassin on aperçoit l'intestin qui baigne dans une quantité de matières fécales souvent très abondantes.

Enfin, en général, la portion intestinale qui se trouve au-dessus du siège de l'étranglement est très distendue, tandis que la portion qui se trouve au-dessous est affaissée et complètement revenue sur elle-même.

Quant aux parties avoisinantes, elles participent assez souvent aux désordres que nous venons de mentionner. Nous avons déjà dit que des adhérences plus ou moins solides unissaient les muscles à la face externe du sac. D'autre part, on conçoit que, suivant le volume de la hernie, les muscles de la partie interne de la cuisse soient plus ou moins soulevés ou refoulés.

Dans le cas de Chiène, les fibres de l'obturateur interne avaient été entraînées par le sac herniaire dans le canal sous-pubien; dans un autre cas la hernie s'était fait jour à travers le bord supérieur de l'obturateur externe. — Dans le cas de Gressent il existait dans le bassin un épanchement de deux litres de matières fécales et l'on trouva le pectiné, le premier et le deuxième adducteur en état de putréfaction par leur face profonde. Il est encore des cas où le sac herniaire perforé a laissé échapper dans la masse musculaire des matières fétides qui ont donné lieu à de véritables abcès stercoraux.

Enfin rappelons que, dans le fait relaté par Chiène, l'ovaire était comprimé contre la paroi pelvienne immédiatement au-dessous du trou sous-pubien.

F. *Complications*. — De toutes les complications qui ont été rencontrées, la plus fréquente est, sans contredit, la péritonite, avec toutes les lésions anatomique qu'elle comporte et sur lesquelles nous n'insisterons pas.

Cette péritonite est le plus souvent partielle et siège principalement sur la partie de la séreuse qui avoisine le trou sous-pubien et les parties intestinales herniées. Elle a été surtout observée dans les cas d'étranglement.

Mais il est un genre de complications dont nous devons parler : c'est la coïncidence assez fréquente d'autres hernies (inguinales, crurales, ombilicales, sciatiques, etc.), siègeant les unes et les autres soit du même côté que la hernie obturatrice, soit des deux côtés.

Ainsi, Astley Cooper, Hewett, Watson trouvèrent du même côté une hernie obturatrice et une hernie inguinale. — Cruveilhier père trouva, en même temps qu'une hernie sous-pubienne, deux hernies inguinales.

Dans les cas de Demeaux, Stanley, Rotteck, Brummel, ce fût au contraire une hernie crurale qui siégeait du même côté que la hernie obturatrice ; dans ceux de Fiaux, Chassaignac, Gressent, Goodhart, ces observateurs constatèrent avec la hernie sous-pubienne une double hernie crurale.

Dans un fait rapporté par M. Nicaise (loc. cit. p. 117), il y avait en même temps hernie crurale pectinéale étranglée, hernie obturatrice, infundibulum du canal sous-pubien et des vestiges de hernie inguinale ancienne.

Chez la femme de Bransby Cooper, il existait à la fois une hernie ombilicale et une hernie sous-pubienne.

En pratiquant l'extirpation d'un énorme lipome, le professeur Olivarès (de Santiago) trouva une hernie obturatrice et une hernie sciatique.

Enfin, dans les cas relatés par Cruveilhier père, Josse et Rœser, il y avait une double hernie obturatrice ; dans celui de Chiène, il existait une hernie obturatrice à gauche et deux autres petites hernies sous-pubiennes à droite.

CHAPITRE IV.

CAUSES. — MÉCANISME. — ÉTRANGLEMENT.

On peut diviser les causes de la hernie obturatrice en causes *prédisposantes* et causes *accidentelles*.

Causes prédisposantes. — Parmi celles-ci, il faut tout d'abord noter le relâchement ou une dimension plus considérable de l'orifice interne du canal sous-pubien, qu'il n'est pas rare de rencontrer chez les personnes d'un âge avancé et qui peuvent exister aussi chez d'autres moins âgées. On comprend en effet que si les parois fibreuses du canal se trouvent élargies ou relâchées, une partie intestinale en franchira plus facilement l'orifice. Il faut aussi d'autre part, comme l'a fait remarquer Vinson, tenir compte de la disposition de l'os du pubis en forme de gouttière, disposition qui favorise le glissement de l'intestin vers le canal obturateur. Enfin les maladies, les grossesses antérieures et répétées, l'âge, peuvent amener une diminution ou une atrophie du tissu cellulaire qui remplit le bassin et le canal sous-pubien ; par suite le péritoine pelvien ne se trouve plus maintenu comme auparavant au devant du trou obturateur et peut sous la pression des viscères céder et s'engager dans le canal, ouvrant ainsi la porte à l'intestin.

Telles peuvent être donc, au point de vue anatomique les causes prédisposantes. — Mais il en est d'autres pour lesquelles le sexe et l'âge jouent un grand rôle.

En effet, la hernie obturatrice est beaucoup plus fréquente chez la femme que chez l'homme. Sur quatre-vingt cas que nous avons pu recueillir, nous avons trouvé soixante-cinq femmes et huit hommes; les autres cas ne mentionnent ni le sexe ni l'âge. Garengeot, Eschenbach, Richter, Vinson, ont attribué à la grossesse et à l'accouchement cette prédisposition de la femme, la région obturatrice se trouvant alors distendue et les veines obturatrices dilatées. Qu'il soit certain que des femmes en état de gestation ou après un accouchement récent aient été atteintes de hernie obturatrice, on ne saurait le nier; mais ce qui est constant aussi, c'est que des jeunes filles ou des femmes mariées sans enfant, et surtout des femmes d'un âge déjà très avancé en ont été de même atteintes: or, chez les premières on ne pouvait invoquer la grossesse, et les secondes étaient trop éloignées de la période sexuelle; chez ces dernières toutefois nous croyons que l'on doit, le cas échéant, tenir compte des grossesses antérieures et répétées qui ont pu, par suite du développement souvent renouvelé de l'utérus, donner plus de laxité au péritoine pelvien dans sa portion obturatrice. — Nous devons aussi à la vérité de dire qu'Eschenbach, après avoir écrit que la hernie obturatrice ne se produisait que chez les femmes après l'accouchement, a rectifié cette erreur lorsqu'il eût trouvé deux cas de hernie sous-pubienne : l'un chez une jeune fille de 24 ans ; l'autre, chez un jeune homme de 20 ans.

Quant à l'âge, voici les résultats de la statistique à laquelle nous nous sommes livré.

CHEZ LA FEMME.		CHEZ L'HOMME.	
De 20 à 30 ans.	3 cas.	De 17 à 20 ans.	2 cas.
De 30 à 40 —	8 —	De 20 à 40 —	Néant.
De 40 à 50 —	7 —	De 40 à 50 —	2 cas.
De 50 à 60 —	3 —	De 50 à 60 —	1 —
De 60 à 70 —	15 —	De 60 à 70 —	1 —
De 70 à 80 —	13 —		
De 80 et au-dessus	5 —		

Comme on le voit, chez la femme, la hernie semble surtout fréquente à partir de la soixantième année. — Chez l'homme, on ne saurait conclure, le nombre des observations étant trop restreint, et d'autre part sur huit observations enregistrées par la science, l'âge faisant défaut dans trois.

Ajoutons enfin que jusqu'à présent il n'a été signalé de hernie obturatrice ni chez les enfants, ni chez les nouveau-nés.

Kœnig a mentionné comme une cause prédisposante la couche cellulo-graisseuse parfois très épaisse qui double souvent le péritoine au niveau du canal sous-pubien et qui, en s'engageant dans le canal, suffirait pour entraîner le péritoine. — Klinkosch ayant trouvé, chez un jeune homme de dix-sept ans, mort d'hydropisie, deux hernies obturatrices, attribua le relâchement du canal sous-pubien à l'ascite, et en fit une cause prédisposante. Mais, comme l'a fait avec raison remarquer Vinson, s'il est vrai que dans le fait de Klinkosch, l'hydropisie ait pu contribuer à la formation de cette double hernie, on ne saurait cependant admettre d'une façon absolue que l'ascite doive toujours jouer un rôle important en pareil cas, surtout si l'on compare sa fréquence à la rareté relative de la hernie sous-pubienne.

Une autre cause prédisposante doit être attribuée à la tension intra-abdominale, qui, étant à peu près égale partout, se fait sentir davantage sur les parties les plus faibles, c'est-à-dire en général au niveau des orifices naturels. Étant donc données les causes signalées plus haut de la dilatation ou du relâchement du canal sous-pubien dans sa portion fibreuse, il est facile de comprendre que dans ces cas la tension intra-abdominale aura plus de facilité à engager le péritoine dans l'orifice interne du canal. — C'est aussi à l'influence de cette même tension que M. Nicaise attribue la coïncidence de plusieurs hernies chez un même individu.

Enfin nous croyons qu'il faut encore faire rentrer parmi les causes prédisposantes la maigreur, souvent extrême, et la faiblesse de la constitution. Elles sont en effet suffisamment signalées dans les faits observés pour que l'on doive en tenir compte.

Causes accidentelles. — Dans la plupart des faits enregistrés, les causes accidentelles ne sont pas signalées, soit parce qu'il n'y en avait pas de réelles ou tout au moins d'appréciables, soit par oubli. Cependant il est un certain nombre de faits où ces causes ont été très manifestes.

Dans les cas de Garengeot et de M. le professeur Trélat, c'est après une chute que la hernie obturatrice fit son apparition. — Chez la jeune fille d'Eschenbach et chez la malade de Lorinser, c'est pendant qu'elles soulevaient un lourd fardeau : on pourrait à la rigueur joindre à ces deux cas celui de Rœser, où il est dit que le malade ressentit les premiers symptômes de son affection pendant qu'il « faisait ses foins » (probablement en les chargeant). — Le malade de Dupuytren avait fait de violents efforts pour mettre des chaussures trop étroites. — Stanley, Roberts et Erichsen ont noté des efforts de toux. — Goodhart accuse chez sa malade un exercice prolongé. — Dans les cas de Josse et de Léon Marie, il y avait eu des efforts de défécation ; dans celui de M. L. Labbé, des selles répétées ; enfin dans le fait rapporté par M. Lemoine fils, la malade balayait sa chambre lorsqu'elle fût subitement prise des premiers symptômes d'étranglement.

Comme il est facile de le voir, toutes ces causes accidentelles ne diffèrent pas de celles qui peuvent produire les autres hernies.

Enfin dans le cas d'Olivarès, où l'énorme lipome dont il est fait mention avait des ramifications dans le trou ovale, on peut se demander si cette tumeur n'a pas été la cause occasionnelle de la hernie obturatrice, découverte pendant l'opération, et à laquelle elle était si intimement unie.

De quel côté la hernie obturatrice siège-t-elle le plus souvent ? — Vinson sur 20 cas avait trouvé qu'elle existait 12 fois à droite et 8 fois à gauche ; et il donnait comme raison de cette plus grande fréquence à droite, que les contractions abdominales s'exercent de haut en bas et ont de la tendance à se produire de gauche à droite. — M. Nicaise, sur 36 cas, l'a notée 20 fois à droite et 16 fois à gauche. — Mais nous sommes arrivé à un résultat tout opposé ; et, sans chercher à donner aucune explication, nous dirons que sur 65 cas, nous nous l'avons trouvée 39 fois à gauche et 26 fois à droite. La hernie obturatrice siégeait donc à gauche dans les trois cinquièmes des cas.

En outre nous avons déjà dit qu'elle avait été observée simultanément des deux côtés.

Causes et siège de l'étranglement. — Il est assez difficile de préciser d'une façon bien exacte et absolue les causes de l'étranglement dans la hernie sous-pubienne.

Et d'abord l'étranglement est-il primitif ? — Répondre négativement serait, pensons-nous, aller trop loin. Il est certains cas, en effet, où les symptômes d'étranglement ont éclaté d'une façon soudaine, brusque. Il est donc permis de supposer dans ces cas que sous l'influence d'un effort excessif une portion de l'intestin s'est engagée dans le canal en distendant outre mesure les parois du sac ; et que cette portion, comprimée sur toute sa surface, mais plus particulièrement au niveau de l'orifice interne du canal par les parois du sac revenant sur elles-mêmes, n'a pu rentrer dans la cavité abdominale : d'où étranglement.

Mais le plus souvent c'est à un processus inflammatoire qu'est dû l'étranglement. Et si nous rappelons que dans la majorité des cas la hernie est constituée par une partie seulement (le tiers ou les deux tiers) de la circonférence de l'intestin et rarement par tout son calibre, il sera facile d'admettre que les choses se passent de la façon suivante : une anse d'intestin se trouvant engagée, il se forme à la surface intestinale, par suite d'hyperémie, un processus inflammatoire et exsudatif qui, en se renouvelant constamment, s'étend à la paroi interne du sac soit dans toute son étendue, soit seulement au niveau de son collet et finit par le rétrécir peu à peu jusqu'à produire l'étranglement de l'anse herniée. Cette manière de voir est confirmée par les altérations trouvées à l'autopsie; elle résulte encore de la lenteur, signalée dans les observations recueillies, avec laquelle s'est effectué l'étranglement, dont les premiers signes n'ont souvent été qu'un malaise ou une constipation plus ou moins opiniâtre accompagnée de coliques.

Nous devons ajouter toutefois, qu'en dehors du processus inflammatoire, d'autres agents purement mécaniques ont pu causer l'étranglement. — Ainsi dans l'observation de Hilton, où la hernie s'était fait jour à travers le muscle obturateur externe, il est probable que les fibres du muscle furent l'agent constricteur. — Dans les faits de Tatum et de Josse, la hernie se trouvait placée entre la membrane obturatrice et le muscle obturateur externe; on peut donc supposer que la pression exercée par la membrane et le muscle sur le sac herniaire et son contenu a déterminé l'étranglement. — Dans le cas de Bransby Cooper, le sac était situé entre le pectiné et l'obturateur externe, auxquels il était fortement adhérent; cependant à peine la section du pectiné était-elle opérée et avant même que le chirurgien eût fait la moindre tentative de réduction, l'intestin rentra brusquement dans l'abdomen; ici encore on est donc conduit à penser que l'étranglement était dû à la pression exercée sur le sac par les deux muscles. — Dans les cas de Bouvier et de M. L. Labbé, c'était une bride aponévrotique qui constituait l'agent d'étranglement en agissant sur le collet du sac. — Enfin Didion, dans l'observation qu'il a rapportée, ayant trouvé accolée à l'intestin une pelote cellulo-graisseuse remplissant tout le sac, pense que cette pelote en s'étalant de plus en plus en dehors du canal obturateur a attiré à elle la portion intestinale engagée dans le canal et pu produire ainsi l'étranglement.

Quant au siège de l'étranglement, c'est en général au niveau de l'orifice interne du canal sous-pubien qu'on le rencontre. Cependant dans le cas de Bouvier et dans ceux qui viennent d'être rapportés, c'est au niveau de l'orifice externe du canal ou dans son voisinage qu'il existait, ainsi du reste qu'il ressort des causes mêmes de l'étranglement observées dans ces cas.

CHAPITRE V.

SYMPTOMATOLOGIE.

La hernie obturatrice, bien souvent et surtout à son début ou lorsqu'elle se forme lentement et graduellement, reste dans le canal sous-pubien. Aussi, dans ce cas, Rust lui donnait-il le nom de *hernie du trou ovale imparfaite*, appelant au contraire *hernie du trou ovale parfaite* « celle qui, sortie du canal, forme un renflement à la partie interne et supérieure de la cuisse entre la cavité articulaire et le scrotum chez l'homme, et à côté de la partie supérieure des grandes lèvres chez la femme. »

On comprendra donc que dans le premier cas, c'est-à-dire lorsque l'intestin reste logé dans le canal, la symptomatologie soit assez vague. En effet, les phénomènes éprouvés par les malades, outre que souvent ils passent inaperçus ou tout au moins n'attirent pas leur attention d'une façon spéciale, ressemblent à ceux des maladies dont le siège habituel est l'abdomen : le plus souvent c'est une sensation de pesanteur dans le bas-ventre ; ce sont des coliques plus ou moins vives accompagnées ou non d'une constipation qui dure de deux à quelques jours, ou réciproquement, tous phénomènes après lesquels tout rentre dans l'ordre, soit que l'intestin hernié se soit dégagé, soit qu'établi définitivement à demeure dans le canal, ses fonctions aient pu reprendre leur cours normal.

Mais, de ce que la hernie a franchi l'orifice externe du canal sous-pubien, il ne s'ensuit pas pour cela qu'elle forme toujours une *tumeur appréciable* à l'extérieur. On le conçoit du reste, étant donnés, d'une part le volume souvent petit de la hernie, et d'autre part l'épaisseur de la couche musculaire qui la recouvre. Il est en effet des cas où l'autopsie seule a démontré l'existence d'une hernie ayant manifestement franchi le canal sous-pubien, alors que pendant la vie un examen approfondi n'avait pu faire découvrir la moindre petite saillie pouvant mettre sur la voie du diagnostic. Disons cependant que, dans ces cas, s'il n'y eut pas tumeur à proprement parler, il y eut assez souvent un léger empâtement ou un peu de tuméfaction de la région.

Mais la hernie peut apparaître sous un volume appréciable. Nous avons déjà dit qu'elle pouvait offrir les dimensions d'une noisette, d'une noix, d'un œuf de pigeon, de poule, selon qu'elle a pénétré plus ou moins avant à travers les muscles adducteurs ; parfois même elle a offert un volume considérable ; et dans ces cas elle était sous-cutanée.

La tumeur ainsi formée par la hernie siège alors *à la partie interne et supérieure de la cuisse, au-dessous et en arrière du canal crural, vers l'angle supérieur et interne du triangle de Scarpa*, et, comme nous l'avons indiqué plus haut, « en dehors du scrotum chez l'homme et de la grande lèvre chez la femme. » (Rust.) La saillie qu'elle offre est d'autant plus manifeste qu'elle tend davantage à devenir superficielle ; elle se montre alors sous une forme allongée et arrondie, et peut descendre jusqu'à la partie moyenne du membre.

Mais que la tumeur soit appréciable ou non, il existe

certains symptômes qui, sans appartenir spécialement à la hernie sous-pubienne, n'en sont pas moins importants à connaître, car ils forcent l'attention des malades et du médecin soit par leur constance, soit par leurs fréquentes répétitions.

Tout d'abord c'est un malaise général, accompagné quelquefois de frisson ; puis ce sont des coliques survenant sans cause appréciable, passagères, mais revenant fréquemment, ou permanentes ; une constipation opiniâtre datant souvent de plusieurs années, de quelques mois ou de quelques jours, et suivie parfois d'une débâcle soit spontanément, soit après l'emploi de moyens thérapeutiques.

Ce sont des douleurs vagues dans l'abdomen, mais siégeant plus particulièrement soit au creux épigastrique, soit dans l'aine, soit dans la région lombaire.

Parfois ce sont des spasmes violents, apparaissant d'abord à longs intervalles, puis de plus en plus rapprochés et s'accompagnant de douleurs abdominales.

Plusieurs malades ont accusé des tiraillements, des pincements du côté de la région obturatrice. Une malade ne pouvait, étant baissée, se relever sans éprouver une sensation de pincement dans le bas-ventre. (Romberg.)

Ce sont aussi des douleurs sourdes et profondes dans les muscles de la région antéro-supérieure de la cuisse et dans les articulations voisines, douleurs attribuées souvent par les malades à la goutte. Ou bien c'est une douleur subite avec la sensation de « quelque chose qui s'est glissé dans la cuisse ». (Rotteck.)

Enfin ce sont des douleurs qui occupent la partie antéro-interne de la cuisse et irradient jusqu'au genou et parfois jusqu'au pied et au gros orteil. Ces douleurs, très vives et parfois atroces dans un point limité à la tumeur formée par la hernie, augmentent par la pression et rendent extrêmement pénibles et même impossibles les mouvements de la cuisse ; certaines malades sont obligées de maintenir le membre dans la demi-flexion. Chez une malade, la douleur était si vive qu'elle ne pouvait se tenir droite (Bransby Cooper) ; chez une autre, il lui semblait qu'on lui déchirait les muscles de la cuisse (Maréchal) ; chez une troisième, enfin, la douleur, très vive au niveau de la hernie, était tellement exagérée au genou qu'elle ne cessait de s'écrier : « Oh ! que je souffre du genou ! » (Hallowes.)

Ces douleurs, signalées d'une façon toute particulière et pour la première fois par Howship, suivant les uns (John Birkett) et par Romberg, suivant les autres (Dieffenbach), et causées très vraisemblablement par la compression des filets du nerf obturateur, ont été notées *vingt-six* fois. Elles sont souvent précédées ou accompagnées d'engourdissement du membre et de crampes dans les muscles de la cuisse et du mollet. On a même signalé la paralysie des muscles obturateurs et du petit adducteur. (Forget.)

Quant aux symptômes de la hernie obturatrice étranglée, ils n'ont rien de particulier. Ce sont les symptômes d'un étranglement intestinal. Les malades ont du hoquet, des nausées, des éructations fétides ; la face est grippée, anxieuse, la bouche amère, comme empoisonnée, la soif très vive ; le ventre est plus ou moins tendu, parfois même rétracté ; les anses intestinales se dessinent plus ou moins nettement sous la peau ; les selles sont complétement supprimées ; il survient alors des vomissements alimentaires d'abord, puis bilieux et bientôt fécaloïdes.

Nous dirons toutefois que si l'étranglement s'est montré subit dans certains cas, le plus souvent il apparaît lentement et d'une manière progressive; et, d'une façon générale, moins rapidement que dans la hernie crurale.

Enfin nous terminerons en rappelant que M. Chassaignac a rapporté en 1851 à la Société de chirurgie un cas de hernie obturatrice étranglée dans lequel la malade présenta tous les symptômes du choléra. La face était décomposée; une sueur gluante et froide recouvrait tout le corps, qui était lui-même à l'état de refroidissement profond; il y avait des selles abondantes et répétées; une cyanose générale et très prononcée existait sur toute la surface du corps; cependant il n'y avait pas de crampes. — La mort survint au bout de trente-six heures environ.

CHAPITRE VI.

DIAGNOSTIC. — PRONOSTIC.

On ne saurait se dissimuler que le *diagnostic* de la hernie obturatrice présente des difficultés d'autant plus grandes que très souvent la hernie ne forme pas de tumeur pour ainsi dire appréciable à l'extérieur. D'où il suit que lorsqu'il est appelé pour la première fois, le médecin se trouvant en présence de symptômes d'étranglement se voit, après avoir examiné attentivement les différents sièges par où se font les hernies et n'y avoir rien constaté d'anormal, tout naturellement porté à croire à un étranglement interne.

Nous allons néanmoins chercher à étudier les différents signes qui, par leur ensemble le plus souvent, pourront sinon permettre d'établir un diagnostic rigoureux, du moins faire supposer que l'on se trouve en présence d'un cas de hernie obturatrice et justifier ainsi la nécessité d'une opération. Et, pour procéder avec ordre et méthode, nous prendrons successivement d'abord les cas, de beaucoup les plus fréquents, où la hernie ne fait point saillie à l'extérieur, et ensuite les cas où au contraire elle forme une tumeur plus ou moins nette à la partie supérieure de la cuisse.

1° *La hernie est encore dans le canal sous-pubien.* — Tout d'abord, et il nous semble juste d'insister sur ce point, on devra faire une étude attentive des *commémoratifs*. En effet, nous avons déjà dit que la hernie sous-pubienne se formait lentement en général; nous ajouterons que c'est surtout lorsqu'elle reste dans le canal que l'étranglement se produit d'une façon progressive. Or, si l'on interroge les malades, on ne tarde pas à apprendre que depuis quelque temps ils souffraient à des intervalles irréguliers et sans cause appréciable de constipation, de nausées, de douleurs ressemblant à des coliques et ayant leur siège dans la région pelvienne. Dans le cas de Hilton, la malade avait plusieurs mois auparavant présenté des symptômes d'obstruction intestinale. Une autre malade « avait à plusieurs reprises ressenti ces diverses souffrances et avait été immédiatement soulagée après avoir éprouvé la sensation de quelque chose qui aurait glissé en bas et en arrière dans la partie inférieure de l'abdomen » (John Birkett) (1).

Ainsi donc, constipation, nausées, coliques, ayant précédé d'un temps plus ou moins variable l'apparition des phénomènes d'étranglement. On nous objectera sans doute que ces signes se rencontrent aussi dans l'occlusion intestinale à marche chronique causée par un processus pathologique de la tunique intestinale ou due à la compression exercée sur l'intestin par diverses tumeurs abdominales. Mais dans ces cas, outre qu'ils ne sont pas toujours constants, la constipation n'est jamais absolue; elle alterne presque toujours avec des selles diarrhéiques muco-sanguinolentes et accompagnées de ténesme; de plus la marche des accidents revêt une allure toute particulière. Dans le cas qui nous occupe, au contraire, ces

(1) T. Holmes. System of surgery, seconde édition, vol. IV, p. 779 et suivantes, 1879 - Art. Hernie, par John Birkett.

premiers symptômes ont presque toujours été notés, et nous aurions pu, à l'appui, citer encore de nombreux exemples.

Ce premier point acquis, nous arrivons aux autres éléments qui. en dehors des phénomènes communs à toute espèce d'occlusion intestinale (suppression des selles, des gaz, éructations fétides, hoquets, vomissements fécaloïdes, etc.) pourront amener à préciser ou tout au moins à faire soupçonner le siège de l'étranglement.

C'est en premier lieu une *sensation de pincement, de tiraillement* ayant souvent un siège précis, bien accusé par les malades qui le rapportent à la région obturatrice. Ce symptôme, il est vrai, est loin d'être constant.

En second lieu, c'est une *douleur spéciale*, qui, disons-le en passant, accompagne quelquefois la formation de la hernie à son début, et par conséquent les premiers phénomènes dont nous venons de parler, mais qui se manifeste surtout au moment de l'étranglement. Cette douleur sur laquelle Romberg a appelé un des premiers l'attention, et sur laquelle insistait M. le professeur Trélat dans sa communication à la Société de chirurgie, en 1872, a été fréquemment observée. Dans presque tous les cas elle a offert dans sa nature quelque chose de caractéristique. « Si l'on tient compte, dit John Birkett (loc. cit), de la difficulté qu'il y a à trouver deux ou plusieurs personnes exprimant d'une façon suffisamment nette des sensations de douleurs analogues, il faut avouer que la description des douleurs éprouvées par les malades pendant la marche de la maladie ne paraît pas être inutile pour le diagnostic. Tous la décrivent non pas comme une douleur intra abdominale, mais comme une contraction spasmodique des muscles abdominaux. Pour ce qui est de l'explication de ce phénomène, il suffit de se rappeler l'association qui existe entre les fibres cutanées du nerf obturateur, lesquelles sont irritées par la pression de la tumeur dans le canal sous-pubien, et les filets musculaires qui se distribuent aux muscles abdominaux; tous en effet sont des branches du plexus lombaire. »

Cette douleur peut être subite et même être le premier symptôme de l'étranglement. Dans un cas, la malade fut tout à coup prise d'une douleur violente à la partie interne et supérieure de la cuisse; peu de temps après il y eut des nausées, suivies de vomissements et de tous les autres signes d'étranglement intestinal (John Birkett).

Cette douleur n'est pas toujours limitée; elle irradie parfois dans tout le membre et présente au niveau de l'articulation du genou un point souvent très douloureux, comme dans la coxalgie. Les symptômes de cette dernière maladie ont un caractère suffisamment tranché pour que nous n'établissions pas de diagnostic différentiel.

Enfin cette douleur est fréquemment accompagnée de *crampes* et d'*engourdissement* du membre. L'engourdissement, il est vrai, peut se rencontrer dans la hernie crurale et dans les tumeurs voisines du pli de l'aine; mais cependant lorsque ces maladies n'existent pas, on devra en tenir compte.

Ainsi donc, en résumé : *constipation*, *nausées*, *coliques* dans le passé; *sensation de pincement* au niveau du trou obturateur et *douleurs bien caractérisées* à la partie interne de la cuisse, dans le présent, voilà des signes importants qui, selon nous, doivent, en présence des symptômes d'un étranglement, attirer l'attention du chirurgien et lui *faire soupçonner* qu'il se trouve en présence d'une hernie obturatrice étranglée dans le canal.

2° *La hernie a franchi l'orifice externe du canal.* — Ici deux cas peuvent se présenter : ou bien la hernie forme une tumeur appréciable, et alors le diagnostic sera en général assez facile; ou bien, et c'est ainsi qu'il en est le plus souvent, la hernie ne forme pas de saillie. Dans ce dernier cas, c'est encore la douleur qui pourra conduire au diagnostic. En effet, à défaut de tumeur proprement dite, il existe assez souvent de l'empâtement, de l'induration, une légère tuméfaction de la partie interne et supérieure de la cuisse; mais ces signes sont parfois si peu prononcés que l'attention du chirurgien n'est pas attirée de ce côté. C'est alors une douleur excessive, déterminée par une pression locale au niveau de l'orifice externe du canal sous-pubien, qui le plus souvent force le chirurgien à un examen plus attentif. On ne négligera donc pas ce moyen d'investigation que l'on doit du reste compléter par cet autre : les deux membres étant légèrement fléchis de manière à ce que le pectiné soit dans un état de relâchement, on comparera le résultat que donne au niveau des deux régions obturatrices une compression d'intensité égale.

L'étude comparative et minutieuse de la conformation du triangle de Scarpa des deux côtés offre aussi des avantages sur lesquels on ne saurait trop insister. Par cette étude, on pourra donc encore arriver, même à défaut de la douleur, à reconnaître une légère tuméfaction, souvent même une petite saillie qui tout d'abord aurait pu échapper.

D'un autre côté, « certains mouvements bien définis de l'articulation de la hanche peuvent également être très utiles dans le diagnostic; par exemple, lorsqu'on ne sait pas au juste de quel côté la hernie existe ou bien lorsqu'elle est si petite qu'elle se trouve soumise à l'influence des muscles obturateurs alors seulement que ceux-ci sont dans un état de contraction violente. Nous pouvons donc nous servir du pouvoir qu'ils ont de produire la rotation du fémur en dehors pour comprimer la hernie et provoquer ainsi la douleur ; et en comparant l'influence de ces deux muscles des deux côtés du bassin on obtient des données encore plus précieuses. Il a été démontré par des autopsies que dans quelques cas la hernie se faisait jour à travers les fibres de l'obturateur externe. On peut donc supposer que ces fibres peuvent aisément comprimer le collet de la tumeur. » (John Birkett, loc. cit.)

Si la hernie est assez volumineuse elle forme sous les téguments un relief plus ou moins prononcé et qui facilitera le diagnostic. Dans ces cas, la douleur est encore plus superficielle ; elle offre souvent un point très douloureux bien limité. C'est surtout alors que les mouvements de la cuisse sont pénibles et même très difficiles.

Il est aussi d'autres moyens d'investigation que l'on ne doit pas négliger.

Vinson proposait d'explorer chez les vieillards, dont la paroi antérieure du ventre a beaucoup de laxité, la face postérieure du pubis en refoulant la peau et les muscles.

On pourra encore, comme l'a conseillé Rœser, s'assurer de la direction de la branche horizontale et de la branche descendante du pubis ; et, ceci fait, on recherchera dans l'angle formé par l'écartement des doigts la portion supérieure du trou ovale ; on pourra alors trouver dans ce point une tumeur résistante d'un volume plus ou moins variable.

L'examen par le vagin devra toujours être pratiqué

chez la femme, de manière à pouvoir explorer la partie interne du canal sous-pubien. Outre que l'examen sera douloureux et que la douleur ainsi provoquée sera le plus souvent limitée à la région obturatrice, on pourra aussi reconnaître à cette région la présence de l'intestin. On devra en outre, par le même moyen, comparer les deux régions obturatrices.

Chez l'homme, comme aussi chez la femme, on explorera encore la région obturatrice par le toucher rectal.

La hernie obturatrice peut-elle être confondue avec une hernie inguinale et avec une hernie crurale?

La distinction entre une hernie sous-pubienne et une hernie inguinale est certainement facile. La forme et la situation de la tumeur produite par cette dernière et l'examen comparatif des deux anneaux inguinaux permettent d'éviter toute erreur.

Mais avec la hernie crurale il n'en est pas toujours ainsi. Sans doute, et le plus ordinairement, d'une part la tumeur formée par la hernie sous-pubienne est située un peu plus en dedans de la cuisse et un peu plus en bas que dans la hernie crurale; et, d'autre part, la tumeur formée par cette dernière est plus arrondie et plus allongée dans le sens du pli de la cuisse. Mais, dans les cas de hernie de Laugier, de Cloquet, le diagnostic est pour ainsi dire impossible, surtout lorsqu'avec une hernie crurale pectinéale étranglée coïncide une hernie obturatrice, comme dans le cas rapporté par M. Nicaise.

Il est difficile de confondre la hernie obturatrice avec un abcès de la partie interne et supérieure de la cuisse, car il existe toujours une fluctuation assez manifeste pour faire reconnaître un abcès. Cependant le fait s'est produit, et c'est à ce titre que nous avons rapporté l'observation recueillie à King's College Hopital, et dans laquelle un abcès de la cuisse simula une hernie obturatrice. Déjà, du reste, dans une observation de Garengeot, on avait pris pour un abcès une tumeur formée par une hernie sous-pubienne.

Ajoutons encore que la tumeur herniaire peut se trouver masquée par des ganglions lymphatiques ou par des masses graisseuses.

Enfin, dans le cas de Maréchal, les symptômes furent tels qu'on pensa à une néphrite.

Le *pronostic* est toujours grave. Les cas où il pourrait être bénin sont ceux où il n'existe pas d'étranglement, et le plus souvent ces cas passent inaperçus. Au surplus, la hernie serait-elle reconnue que le pronostic n'en resterait pas moins sérieux : en effet, les moyens que l'on a pour maintenir réduite la hernie sous-pubienne sont malheureusement trop défectueux pour que l'on puisse espérer une guérison certaine. Cependant Garengeot, Léon Marie, Lemoine fils, ont réussi dans ces cas.

Mais le plus souvent la hernie obturatrice n'est soupçonnée que lorsqu'il existe déjà des symptômes d'étranglement ; et, dans les cas où le diagnostic a été fait et l'opération tentée, les lésions intestinales étaient déjà trop avancées pour que l'on eût l'espoir d'une réussite, malgré que l'opération eût été faite avec succès. En outre, à l'étranglement s'ajoute trop souvent la péritonite, qui est d'autant plus mortelle que les individus atteints en général de hernie sous-pubienne sont des vieillards.

CHAPITRE VII.

TRAITEMENT.

Nous étudierons en premier lieu le cas où la hernie sous-pubienne est réductible par le taxis. Nous passerons ensuite en revue les différentes opérations qui ont été proposées et pratiquées lorsque le taxis a échoué.

A. *Réduction par le taxis.* — Les cas où la hernie obturatrice a pu être réduite par le taxis seul ne sont pas rares. Les faits observés par Garengeot, Eschenbach, Frantz, Dupuytren, Rœser, Heyfelder, Werner, Léon Marie, Lemoine fils, Hallowes, en témoignent suffisamment. Cette réduction n'offre donc pas des obstacles insurmontables comme le pourraient faire supposer la profondeur à laquelle se trouve la hernie et l'épaisseur de la couche musculaire qui la recouvre.

Mais comment doit-on procéder pour obtenir heureusement cette réduction? — Presque tous les auteurs qui ont écrit sur la question, Richter, Sabatier, A. Bérard, Sanson, Nélaton, ont conseillé la méthode employée par Garengeot et que nous allons rapporter.

« Pour rendre, dit Garengeot, la manœuvre de cette opération plus facile, je soulevai les fesses de la malade, et fis mettre dessous un traversin en double et un oreiller sous la tête. Cette situation, dans laquelle le siège était plus élevé que le reste du corps, et la tête un peu penchée au devant et appuyée, me parut favorable pour déterminer les intestins à se porter vers le diaphragme et pour relâcher les muscles de la partie interne de la cuisse, les genoux étant élevés et les cuisses écartées. Je fis ensuite une légère embrocation sur la tumeur avec l'huile que je trouvai dans la maison ; et en maniant artistement cette tumeur et la remaniant doucement de bas en haut et à différentes reprises avec le plat de la main, j'aperçus que l'intestin rentrait et que la tumeur disparaissait peu à peu. »

Telles seront donc les précautions à prendre et la manœuvre à employer. Sanson ajoute : « Que l'on doit presser la tumeur comme pour la vider dans le bassin. »

On pourra faciliter le taxis non seulement par des embrocations faites avec de l'huile, mais encore « par une ou deux saignées ou par l'application de la glace sur la tumeur. » (Vinson.)

Lorsqu'il existe un étranglement avec des symptômes inflammatoires, on devra prendre plus de précautions encore et exercer les pressions avec mesure.

Enfin Rœser a conseillé la manœuvre suivante, qui certainement ne peut manquer de rendre des services : faire presser, malaxer, pour ainsi dire, par un aide, le point où siège la hernie ; déprimer en même temps avec la main gauche la paroi abdominale derrière la branche horizontale du pubis, en la refoulant vers le sacrum ; introduire dans le vagin, ou dans le rectum chez l'homme, après avoir préalablement vidé la vessie, autant de doigts de la main droite qu'il en peut tenir, les diriger vers le lieu de l'étranglement comme s'ils allaient à la rencontre de l'autre main placée derrière le pubis, puis attirer vers l'excavation pelvienne les parties comprises entre les deux mains, dont l'action ainsi combinée agit énergiquement dans les mêmes directions. (A. Forget, Mémoire sur la hernie obturatrice, Union médicale, 1866.)

Le signe pathognomonique que la réduction est effectuée se manifeste ici, comme dans les autres hernies intestinales, par un bruit de gargouillement perçu par le malade ou par l'opérateur. De plus, les malades éprouvent immédiatement une sensation qui, suivant leur expression, les met à leur aise.

Mais, la hernie réduite, il faut chercher à la maintenir par un bandage approprié. Or, il faut le reconnaître, un pareil bandage offre dans son application de sérieuses difficultés. En effet, la marche le déplace facilement ; la hernie se trouve donc mal contenue, et les frottements qui se produisent peuvent amener de graves accidents.

Différents moyens de contention ont été proposés, mais bien peu ont donné des résultats satisfaisants.

Dupuytren fit faire un bandage d'une nature particulière. Une ceinture embrassait la plus grande partie du corps, et une plaque verticale soutenait une pelote échancrée qui lui était horizontale ; ce bandage était soutenu par un sous-cuisse. Comme il se produisait de l'engourdissement, on recommanda de diminuer la pelote du côté externe, pour ne pas comprimer les vaisseaux cruraux ; mais comme ce bandage ne pouvait pas s'appliquer exactement à l'ouverture, la hernie ne fut point contenue.

Eschenbach, chez la jeune fille qu'il eût occasion d'observer, employa d'abord un caleçon particulier dont il avait l'habitude de se servir. « Mais, dit-il, la hernie s'étant reproduite et ne pouvant être réduite de nouveau à cause de certains accidents, au lieu de la pelote j'ajoutai au caleçon un appareil faisant office de suspensoir, destiné à recevoir la hernie, mais d'une capacité inférieure à son volume ; cette capacité fut encore diminuée progressivement de façon à repousser de plus en plus l'intestin. Par ce moyen continué longtemps, la réduction s'opéra et l'on put appliquer de nouveau la pelote. »

Garengeot employa le moyen suivant : « Je pris sur-le-champ, dit-il, des chiffons de linge usé fort mollet, je les déchirai en petits morceaux et les renfermai dans un plus grand pour en composer une pelote mollette. Je trempai cette pelote dans le jaune et le blanc d'un œuf battus et mêlés avec de l'eau-de-vie ; je donnai ensuite une figure un peu longue et cylindrique à cette pelote et je l'appliquai à l'endroit du vide dont je viens de parler (et qui était produit par l'écartement des muscles). Je couvris cette pelote de deux compresses triangulaires trempées dans de l'eau-de-vie et maintins le tout par le moyen d'un bandage roulé à deux globes, dont je fis des circulaires autour du corps et de la partie supérieure de la cuisse, pour former un spica sur l'appareil. La hernie fut parfaitement contenue par ce bandage ; le cinquième jour, la malade m'obligea à lever l'appareil, et j'eus la satisfaction de voir les muscles triceps rapprochés, au point qu'il n'existait plus de vide. Une compresse longuette et un peu épaisse contenue par le bandage déjà décrit fut l'appareil dont je me servis ensuite pendant un mois de séjour dans le pays. Je levais de six en six jours cet appareil, et la malade, qui vaquait pendant ce temps à ses exercices ordinaires, n'a jamais senti d'incommodité. »

Ce moyen a été, à défaut d'autres, adopté par A. Bérard

et par Richter. Ce dernier ajoute toutefois : « La pelote du bandage doit remplir exactement tout le trajet qu'a parcourue la hernie : c'est pourquoi on lui donnera une figure et un volume relatifs à l'enfoncement qu'on sent ordinairement très distinctement après la réduction de la hernie ; on voit que cette pelote variera selon les différents cas, car quelques-unes de ces hernies sont arrondies, d'autres ovalaires. »

Vinson a proposé un caleçon, d'une peau forte et assez souple, allant de la ceinture jusqu'au-dessus des genoux ; la partie latérale au coté externe de la cuisse serait ouverte et se lacerait à la manière d'un corset jusqu'au-dessus de la hanche. Ce caleçon contiendrait dans son épaisseur, vis-à-vis de la tumeur herniaire, une pelote conformée pour la hernie et à laquelle seraient attachées une ou deux courroies qui se boucleraient en dehors. On pourrait ainsi établir sur l'ouverture par laquelle se fait la hernie obturatrice une pression suffisante pour l'empêcher de sortir et pour rapprocher les muscles jusqu'à ce qu'ils aient repris leur état normal. La facilité d'application de cet appareil, l'usage que le malade pourrait en faire sans le secours d'un homme de l'art, la faculté de lui donner le degré de relâchement ou de pression convenable, lui paraissent offrir des avantages réels. — (Vinson, loc. cit. p. 78.) — Il pense encore que l'on pourrait employer heureusement un spica dextriné ou fait avec du diachylon.

Chélius, d'Heidelberg, a proposé de maintenir la hernie à l'aide d'un bandage inguinal dont le col est courbé et assez allongé et dont la pelote est appliquée immédiatement au-dessous de la branche horizontale du pubis, à l'endroit où commence le muscle pectiné.

M. Nicaise pense que « la hernie étant située sous la branche horizontale du pubis, au-dessous et en arrière de l'anneau crural, de petite dimension et dirigée obliquement en bas et en dedans, le bandage pourrait être fait sur le modèle du bandage crural, avec une pelote peu volumineuse, regardant en haut et en dehors et qui devrait s'appliquer, comme le dit Chélius, au-dessous de la branche horizontale du pubis. » (Nicaise, loc. cit., p. 121.)

B. — *Opération de la hernie obturatrice étranglée.* — Lorsque le taxis échoue, il faut pratiquer l'opération.

On pourrait peut-être cependant auparavant, et seulement lorsque l'étranglement est tout à fait à son début, employer les lavements de tabac, les bains, les purgatifs, ou même donner, comme l'a conseillé Hilton, le mercure en nature ; celui-ci agissant par son poids pourrait dégager l'intestin fourvoyé dans le canal sous-pubien. Löwenhardt, en rapportant le fait qu'il observa, regrette de ne pas avoir employé ce moyen qui certainement, dit-il, eût réussi.

Certains auteurs, Lassus et Velpeau en particulier, ont considéré comme impraticable l'opération de la hernie obturatrice étranglée, objectant la profondeur à laquelle la hernie est située, l'épaisseur de la couche musculaire qui la recouvre, la difficulté du diagnostic et le danger qu'il y aurait de blesser l'artère obturatrice et l'artère fémorale.

D'autres auteurs, au contraire, Chélius, H. Cloquet, Gadermann, Dupuytren, Cruveilhier père, non seulement la regardèrent comme possible et la conseillèrent, mais en fixèrent même les règles.

Au surplus, comme l'a fait remarquer Vinson, l'opération n'est pas si évidemment périlleuse qu'on ne puisse y voir une chance de salut dans quelques cas. L'épaisseur des parties qui recouvrent la hernie est variable, d'autant mieux que cette hernie se montre plus particulièrement chez des sujets amaigris ; et, quant à la possibilité de blesser l'artère fémorale, ce danger est bien moins réel dans cette opération que dans l'opération de la hernie crurale, car l'artère est beaucoup trop en dehors de la partie où se fait la hernie sous-pubienne qui tend toujours à s'avancer vers la racine de la verge chez l'homme ou vers la partie supérieure de la grande lèvre chez la femme. Quant au danger de blesser l'artère obturatrice, et, ajouterons-nous de notre côté, la veine saphène, on ne saurait le méconnaître. Mais cette raison ne doit pas suffire pour arrêter le chirurgien, car le plus souvent une attention sérieuse permettra d'éviter ce danger.

Cette opération a déjà été, à notre connaissance du moins, tentée onze fois. Elle a donné cinq succès ; mais il faut dire que presque toujours elle fut pratiquée à une époque déjà éloignée du début de l'étranglement et que les malades moururent moins des suites de l'opération que des complications.

Jusqu'à présent deux modes d'opération ont été employés : l'incision crurale, et l'incision abdominale sur la ligne blanche ; un troisième mode a été proposé : l'incision abdominale au-dessus de l'arcade. Nous allons étudier successivement ces trois modes.

a. *Incision crurale.* — Elle fut proposée par Gadermann, A. Cooper, H. Cloquet, S. Cooper, Dupuytren, Cruveilhier, etc., et mise en pratique sept fois par Obré, Bransby Cooper, Heath, Nuttal, Lorinser, M. le professeur Trélat et Zsigmondy. Il existe toutefois quelques différences dans la façon dont l'ont enseignée ou pratiquée la plupart de ces chirurgiens.

H. Cloquet recommandait de faire une incision longitudinale, s'étendant depuis la partie la plus interne de l'arcade crurale jusqu'au quart supérieur de la cuisse, passant en dedans des vaisseaux cruraux, proche des grandes lèvres chez la femme, et du scrotum chez l'homme, et dirigée de manière à ce qu'elle tombe entre les bords contigus des muscles moyen adducteur et pectiné. Cette incision faite, on fléchit les cuisses, on écarte les muscles, et le sac est à découvert, sans que l'on ait coupé d'autres vaisseaux que quelques rameaux cutanés. On ouvre alors le sac avec les précautions accoutumées, et, s'il faut débrider, on le fait avec le bistouri herniaire boutonné, que l'on porte sur la pulpe du doigt indicateur, introduit dans l'angle supérieur de la plaie, et dont on dirige le tranchant en bas et en dedans.

Dupuytren conseillait un procédé analogue à celui de H. Cloquet.

Cruveilhier donna les conseils suivants :

1° Inciser les téguments, le tissu cellulaire et l'aponévrose fémorale, le long du bord interne du muscle pectiné, dans la direction de la ligne celluleuse qui le sépare du bord externe de l'adducteur superficiel ;

2° Soulever le muscle pectiné, ce qui est facile en maintenant la cuisse dans la demi-flexion ;

3° Inciser la lame aponévrotique qui forme la paroi postérieure de la gaine du pectiné ;

4° Ouvrir le sac avec la même précaution que dans les autres hernies ;

5° Débrider en bas et en dedans pour éviter les vaisseaux qui se trouvent en dehors. Ce débridement devrait être fait en plusieurs temps : dans le premier temps, on inciserait le muscle obturateur externe, et on s'assurerait si une portion de la tumeur n'est pas logée entre le muscle et la membrane sous-pubienne; dans le second temps, on inciserait la membrane sous-pubienne.

Les opérations pratiquées par Heath, Nuttal, Lorinser, Zsigmondy se rapprochent de celles-ci.

Au contraire, dans le cas de M. le professeur Trélat, comme aussi dans ceux d'Obré et de Bransby Cooper, le procédé fut modifié, car le diagnostic était incertain, et l'on pouvait hésiter entre une hernie crurale pectinéale et une hernie obturatrice.

« Songeant alors, dit M. le professeur Trélat, à certaines hernies que M. Legendre a décrites en 1858 dans son *Mémoire sur certaines variétés rares de la hernie crurale*, petites hernies qui se produisent soit dans l'épaisseur du pectiné, soit à la face inférieure du ligament de Gimbernat, et qui échappent au chirurgien par leur exiguïté et par l'irrégularité de leur siège, j'indiquai un plan d'opération qui pût me permettre de vérifier l'état des organes que je viens de nommer, et en même temps celui du canal crural.

« Une incision parallèle à l'axe du membre, commençant sur le ligament de Fallope, longue de 5 centimètres environ, à 25 millimètres en dedans de l'artère fémorale, devait me conduire au but. En effet, après avoir incisé une mince couche de tissu cellulo-graisseux et coupé une petite veine honteuse externe, je pus saisir entre mes deux doigts le canal crural, l'index placé sur la peau, et le pouce sous le canal. Il ne contenait pas la moindre tumeur, et la plus petite eût été reconnue par ce procédé.

« La dissection de l'aponévrose pectinéale me montra directement les fibres du muscle et, au desssus de leur insertion supérieure, la face inférieure du ligament de Gimbernat. Il n'y avait ni hernie de Laugier, ni hernie de Cloquet, c'est-à-dire rien dans les fibres du pectiné, rien à travers le ligament falciforme.

« Je fus un peu désappointé. Cependant, tout négatif qu'il était, le résultat était atteint. Nous étions sur la voie, mais pas encore au but.

« J'agrandis un peu l'incision cutanée à sa partie inférieure, et je pénétrai avec une sonde canelée dans l'intervalle celluleux qui sépare le pectiné du premier, puis du second adducteur, et j'enfonçai le pouce de ma main gauche à la partie supérieure de cet intervalle, dans la direction de la fosse obturatrice.

« A ce moment, les personnes qui m'entouraient entendirent un bruit de gargouillement caractérisé qui m'échappa, parce que j'étais tout entier à la sensation très nette que mon doigt me révélait. Je sentais une petite tumeur sphérique, ayant à peu près la grosseur d'une bille d'écolier.

« Deux crochets mousses ayant été convenablement placés pour écarter les muscles, chacun put voir le sac herniaire. D'un rouge sombre avec quelques points jaunâtres dus à la graisse, gros comme une cerise, modérément tendu, il était placé au niveau du bord supérieur du muscle obturateur externe, près de son insertion, qu'il déprimait un peu, par conséquent juste en face de la gouttière obturatrice. Le nerf était en dedans, les vaisseaux en dehors.

« Je crois aujourd'hui qu'à ce moment de l'opération il n'y avait plus d'intestin dans le sac ; je crois qu'il avait été réduit au moment de l'application de mon pouce. Mais alors que je tenais le bistouri, rien ne pouvait me fournir cette notion.

« Deux ou trois tentatives de réduction étant restées vaines, à l'aide d'un très petit ténotome courbe, que j'emploie pour les débridements herniaires, je fis directement en bas (les vaisseaux étant en dehors) une très courte incision. Le sac se vida immédiatement et resta flottant au niveau de l'orifice abdominal.

« Je plaçai un drain dans la profondeur de cette plaie anfractueuse, puis je fis un un pansement simple. »

Comme on le voit, dans ce cas, après examen du canal crural, l'incision put être facilement, et sans aucun désavantage, agrandie pour permettre d'arriver au canal sous-pubien. Aussi M. le professeur Trélat croit-il avec raison son procédé bien préférable à celui employé par Obré et Bransby Cooper dans un cas analogue. « Tous deux, dit cet éminent Maître, firent une incision sur le canal crural à travers lequel ils durent passer. L'artère, la veine, le fascia crebriformis, les ganglions sont ici autant d'obstacles dont on ne triomphe pas toujours aisément. Dans ces deux opérations, il fallut couper le pectiné, et, dans la dernière, la veine fut ouverte par mégarde et pour la plus grande gêne du chirurgien. »

Plus tard, dans son cours professé en 1877-78 à la Faculté de médecine, M. le professeur Trélat, revenant sur ce point, indiquait le plan d'opération à suivre lorsque l'on se trouve en présence d'une hernie obturatrice étranglée, et le formulait ainsi :

1° Faire, à 25 millimètres en dedans de l'artère fémorale et parallèlement à cette artère, une incision de 5 à

6 centimètres de long ; on arrive ainsi sur l'aponévrose pectinéale sans rencontrer ni ganglions, ni vaisseaux ;

2° Pénétrer successivement avec une sonde cannelée dans les interstices qui séparent le pectiné du premier, puis du second adducteur ;

3° Couper, au cas où cela serait nécessaire, quelques-unes des fibres du pectiné, mais en ayant soin que la section porte sur l'insertion supérieure et non sur le corps du muscle ;

4° Explorer avec le doigt la région obturatrice ;

5° Le sac découvert, rechercher avec soin la position du nerf et des vaisseaux ;

6° Opérer, s'il y a lieu, le débridement, en se rappelant que c'est la membrane obturatrice qui forme l'obstacle et qu'elle doit être incisée très légèrement, en un point quelconque, selon la position des vaisseaux, mais principalement en bas.

Ce procédé opératoire si précis et si simple est incontestablement le meilleur à suivre. En effet, non seulement il permet d'arriver rapidement et facilement au canal sous-pubien, mais il permet encore lorsque le diagnostic est incertain de reconnaître, le cas échéant, la présence d'une hernie crurale pectinéale.

Le sac étant reconnu, doit-on l'ouvrir ? — Nous rappellerons que dans le cas de M. le professeur Trélat, qui vient d'être rapporté, l'intestin rentra immédiatement et avant même que le sac fût complètement mis à découvert. Il en fut de même dans le cas de Bransby Cooper, où la hernie rentra tout d'un coup en masse sans aucune pression. On pourrait donc, surtout si l'on est au début de l'étranglement, être autorisé à opérer la réduction sans ouverture du sac. Mais dans la grande majorité des cas, comme l'étranglement existe depuis plusieurs jours, on doit ouvrir le sac et élargir son collet.

Vinson propose la dilatation du collet du sac par la méthode de Leblanc ou avec le crochet d'Arnaud, suivant en cela les conseils donnés par Richter, Jalade-Lafond, Sabatier, Sanson, Rust, A. Bérard, Gadermann. Ce dernier recommandait même de pratiquer à un pouce du ligament de Poupart, à une distance égale du pubis, une incision intéressant la peau et le fascia lata, dirigée plus en dedans qu'en dehors, longue de 4 pouces et divisant obliquement le pectiné, la longue et la courte tête du triceps ; puis de chercher à dilater l'anneau à l'aide de crochets mousses en opérant en dedans, en dehors et en bas. Cette opération avait pour but d'éviter la blessure de l'artère obturatrice.

D'autres auteurs ont conseillé le débridement par le bistouri et c'est la méthode que l'on emploie aujourd'hui en se servant d'un petit ténotome boutonné.

Où doit se faire le débridement ? A. Cooper, S. Cooper, Dupuytren le conseillaient en dedans ; H. Cloquet, Cruveilhier, Rayer le conseillent en dedans, mais en bas. Nous avons vu plus haut que M. le professeur Trélat propose de le faire directement en bas. S'il nous était permis d'émettre une opinion, nous dirions que c'est en bas en effet qu'il doit être pratiqué, en rappelant que dans les faits observés les vaisseaux ont été trouvés onze fois en dehors, six fois en dedans et une seule fois en bas et en arrière. — Ajoutons encore que le débridement doit être petit.

Le débridement opéré, si l'intestin est en bon état on en fera la réduction par un taxis méthodique. Mais dans un cas (Lorinser) on fut obligé d'établir un anus artificiel ; toutefois l'écoulement auquel il donna lieu diminua peu à peu et la malade guérit.

b. *Incision abdominale sur la ligne blanche.* — Cette opération fût conseillée par Martini ; mais la plupart des auteurs ne l'acceptèrent pas.

Elle a cependant été pratiquée deux fois à l'étranger, une première fois par Hilton, une seconde fois par Coulson.

Hilton procéda de la façon suivante :

Il pratiqua une incision sur la ligne médiane à partir de l'ombilic jusqu'au pubis, ouvrit avec soin le péritoine dans toute cette étendue, et aperçut les circonvolutions de l'intestin déjà couvertes de fausses membranes. La main fut introduite dans la cavité abdominale et ne trouva rien. L'auteur crut alors devoir élargir l'ouverture en haut et à gauche au delà de l'ombilic, dans l'étendue d'environ un pouce. En séparant le côté gauche du côlon de l'intestin grêle, il rencontra quelques anses intestinales pâles, rétractées et vides ; il s'aperçut que l'une d'elles pénétrait dans le trou obturateur du côté gauche ; puis à l'aide de tractions douces et d'une pression assez ferme, exécutée sur la partie supérieure de la cuisse, il parvint à ramener l'anse intestinale herniée, qui avait une couleur brune, mais qui n'était ni gangrénée ni déchirée. Les bords de la plaie furent réunis par des points de suture. Les accidents ne se suspendirent pas, la péritonite continua sa marche, et la mort eut lieu dans la nuit.

Dans le cas de Coulson, l'opération fut ainsi conduite : « Après avoir vidé la vessie par le cathétérisme et endormi la malade, M. Coulson fit sur la ligne médiane, à un pouce au-dessous de l'ombilic, une incision longue de trois pouces. La ligne blanche divisée, une petite incision fut faite au péritoine pour permettre l'introduction du doigt. Le cæcum fut trouvé vide, mais la distension des intestins grêles empêchait de pouvoir s'assurer, sans élargir l'ouverture abdominale, du siège de l'obstruction intestinale : la plaie fut agrandie, les intestins distendus furent mis à découvert, mais sans laisser voir encore le siège de l'obstacle. M. Coulson enfonça la main vers le cæcum et rencontra une portion d'intestin affaissé. Il le suivit anse par anse et arriva ainsi au trou obturateur gauche, dans lequel se trouvait solidement engagée une anse intestinale. Il éprouva quelque difficulté à l'en dégager, mais avec de grandes précautions il put arriver à le faire sans accidents. La portion herniée comprenait deux pouces de l'iléon, fort congestionné, mais moins toutefois qu'on aurait pu le prévoir. L'intestin fut replacé dans le ventre et la plaie fut réunie par six points de suture et des bandelettes adhésives.

« Le soir, la malade était fatiguée d'abondantes évacuations alvines et ressentait des douleurs dans l'abdomen. Les évacuations continuèrent et la mort survint le lendemain. »

c. *Incision abdominale au-dessus de l'arcade.* — Cette opération n'a pas encore été pratiquée. « Elle consisterait à faire une incision au-dessus de l'arcade crurale, comme pour la ligature de l'artère iliaque externe, avec cette différence que l'on diviserait le péritoine et que l'on irait avec le doigt à la recherche de l'organe hernié. Il ne serait pas difficile de débrider de dedans en dehors, d'autant plus que l'on pourrait s'aider de la traction directe sur l'intestin. »

Cette idée a été émise pour la première fois et sans nom d'auteur, dans la *Gazette des hôpitaux*, le 24 août 1844, et reproduite dans la thèse de Vinson d'abord et plus tard par Löwenhardt.

« Si hardie et même si téméraire qu'elle puisse paraître, ajoute l'auteur anonyme, en quoi l'opération consisterait-elle en définitive ? Dans la production d'une plaie pénétrante de l'abdomen, sans complication de lésion des organes contenus. Cette complication pourrait exister par le fait de l'étranglement, mais, par cela même, elle serait indépendante de l'opération. Or les chirurgiens ont appris par des faits réitérés que les plaies pénétrantes du ventre alors même qu'une portion du paquet intestinal a fait issue, ne sont pas aussi graves qu'on aurait pu le craindre. On pourrait faire l'opération que nous proposons en décollant le péritoine ; mais elle serait plus difficile ; et d'un autre côté nous ne savons lequel est le plus grave de l'ouverture du péritoine ou de son décollement et de la déchirure de son tissu cellulaire. »

Cette opération, avons nous dit, n'a jamais été pratiquée, à notre connaissance du moins, et nous croyons qu'elle doit être complètement rejetée, Elle n'offre en effet aucun avantage ; elle expose de plus à des recherches incertaines et infructueuses ; enfin, comme elle ne permet pas au préalable un examen minutieux des organes herniés, la traction directe proposée par l'auteur peut être la cause d'une déchirure soit du péritoine, soit de l'intestin, et partant donner lieu à des complications redoutables qu'il est du devoir de tout chirurgien d'éviter.

Enfin M. Nicaise pense qu'on pourra recourir à la laparatomie si l'on hésite entre une hernie obturatrice et un étranglement interne ; de même, si quelque cause particulière empêche d'opérer par la voie crurale. (Loc. cit., p. 124.)

CONCLUSIONS.

I. — La hernie obturatrice est rare ; mais comme elle passe souvent inaperçue, il est vraisemblable qu'elle est moins rare qu'on ne l'a jusqu'à ce jour supposé.

II. — Elle est plus fréquente chez la femme que chez l'homme. Elle s'est montrée à tous les âges, sauf dans l'enfance. Elle paraît plus fréquente à partir de la soixantième année.

III. — Le diagnostic de la hernie obturatrice étranglée est difficile. Cependant toutes les fois qu'en présence de symptômes d'étranglement intestinal ne pouvant se rattacher à aucune hernie et survenus subitement à la suite d'un effort quelconque ou d'une chute, ou précédés manifestement de coliques et de constipation, l'on constatera au niveau de la région obturatrice une douleur irradiant dans la cuisse, on devra soupçonner une hernie obturatrice étranglée dans le canal.

IV. — Lorsque la hernie a franchi le canal sous-pubien, aux signes précédents viendra s'ajouter la présence ou d'une légère tuméfaction de la région, ou d'une tumeur pouvant varier du volume d'une noisette à celui d'un œuf de poule et siégeant à la partie interne et supérieure de la cuisse, un peu plus bas et un peu plus en dedans que la hernie crurale, près du scrotum chez l'homme et de la grande lèvre chez la femme.

V. — L'examen devra toujours être complété par le toucher rectal chez l'homme et vaginal chez la femme, combiné au palper. On devra, de plus, comparer à l'aide de ces mêmes moyens les deux régions obturatrices.

VI.— La hernie soupçonnée ou reconnue et le taxis ayant échoué, on devra pratiquer l'opération.

VII. — L'opération qui nous paraît la plus rationnelle est celle qui a été indiquée par M. le professeur Trélat, car elle permet à la fois et d'examiner le canal crural, au cas où l'étranglement serait causé par une hernie crurale pectinéale, et d'arriver rapidement et facilement au canal sous-pubien.

VIII. — La gastrotomie (sur la ligne blanche) ne sera jamais pratiquée qu'en l'absence complète des signes d'étranglement de la hernie obturatrice.

IX. — La gastrotomie (au-dessus de l'arcade) ne sera jamais pratiquée.

X. — Quel que soit du reste le procédé que l'on emploie, on doit se hâter d'opérer.

PIÈCES JUSTIFICATIVES.

Sous le nom de *Pièces justificatives* nous avons réuni le plus grand nombre des observations de hernie obturatrice qui ont été publiées jusqu'à ce jour.

Une première partie, A, contient les observations qui sont extraites de la thèse du docteur Vinson; une seconde partie, B, renferme toutes celles que nous avons pu rassembler de notre côté.

Ces observations sont classées selon l'ordre chronologique.

A

Observation I.

Hernie obturatrice du côté droit chez une femme nouvellement accouchée. Chute sur la fesse droite le quatrième jour de l'accouchement. Tumeur herniaire à la partie supérieure et interne de la cuisse. Réduction de la hernie. Application d'une pelote maintenue par un bandage convenable. Guérison. (Extrait de son *Mémoire sur plusieurs hernies singulières*, par M. Le Croissant de Garangeot. *Mémoire de l'Académie royale de chirurgie*, tome I, p. 709.)

En 1733, étant en Normandie, je fus appelé pour secourir une femme que l'on avait accouché la veille; l'arrière-faix était resté dans la matrice et le cordon s'était rompu lors de l'accouchement. La malade avait une fièvre considérable, elle respirait avec beaucoup de peine, et son pouls était intermittent. L'indication la plus pressante fut de tirer promptement l'arrière-faix. Lorsque j'eus introduit ma main dans le vagin, qui me parut avoir plus d'un demi-pied de longueur et une ample circonférence, je rencontrai plusieurs replis membraneux et fort grands que la sage-femme avait tiraillés, parce qu'elle les avait pris pour l'arrière-faix. J'avançai ma main jusqu'à l'orifice de la matrice et je sentis qu'il était fort gonflé et même presque fermé, mais en y introduisant mes doigts successivement l'un après l'autre, je n'eus pas de peine à le dilater et à entrer dans la cavité de la matrice qui s'était déjà resserrée ; je distinguai l'arrière-faix que je saisis par le bord et que je détachai et tirai avec assez de facilité.

Au bout de quatre jours, la femme se trouva si bien, qu'elle se crut en état de se lever et de marcher ; mais comme elle voulut descendre précipitamment trois ou quatre marches, elle fit un faux pas, tomba rudement sur ses fesses et sentit dans ce moment une douleur très violente au haut de la cuisse droite, près de la grande lèvre. On la mit aussitôt dans son lit, où, une demi-heure après, il lui prit un vomissement si considérable que rien ne pouvait rester dans son estomac.

Le troisième jour de ces vomissements, les matières que la malade rejetait sentaient très mauvais ; la sage-femme crut que quelque portion du délivre pouvait causer cet accident, et jugea à propos de m'envoyer chercher.

Dès que je vis des matières fécales, mêlées avec des matières écumeuses et bilieuses, je soupçonnai une passion iliaque ou une hernie avec étranglement, ou quelque autre embarras dans le canal digestif. J'examinai les divers endroits où se forment ordinairement ces descentes, sans en pouvoir remarquer aucune. Dans cette circonstance, d'autant plus embarrassante qu'il n'y avait ni tension au ventre, ni fièvre, j'interrogeai la malade (soupçonnant toujours quelque hernie), et lui demandai si dans le temps de sa chute elle avait senti quelque mouvement extraordinaire dans le ventre, si le vomissement avait suivi de près la chute, s'il n'était point précédé de colique, et enfin si la douleur commençait toujours dans un endroit fixe du ventre avant de se répandre plus au loin et finissait toujours dans cet endroit.

Elle me répondit qu'elle était tombée rudement sur la fesse droite, qu'elle avait senti aussitôt un dérangement au bas de son ventre, et dans le même temps une douleur au dedans de la cuisse droite ; qu'une demi-heure après qu'on l'eut mise dans son lit, elle avait senti des douleurs de colique qui semblaient partir de l'aine droite; que les vomissements étaient venus aussitôt après la première douleur de colique, et que l'un et l'autre accident n'avaient pas discontinué, non plus que la douleur de la cuisse, qui augmentait chaque fois qu'elle vomissait.

Instruit par ce récit, je voulus voir ce qui se passait à la cuisse; et comme je me ressouvins alors de deux hernies par le *trou ovalaire*, dont feu M. Arnaud de Ronsil m'avait fait un court récit, il y a environ vingt à vingt-un ans, et que je me rappelai aussi deux autres hernies semblables que M. Duverney, notre confrère, avait trouvées deux ans après dans un sujet qu'il disséquait et qu'il porta alors à l'Académie des sciences, j'eus quelques soupçons de trouver ici la même maladie. Nos conjectures furent bientôt confirmées; car, dans l'examen que je fis de la cuisse droite de la malade, j'aperçus à sa partie supérieure et interne une tumeur longitudinale de deux travers de doigt de saillie, commençant à un travers de doigt de la vulve, d'où elle s étendait presque jusqu'à la partie moyenne de la cuisse, c'est-à-dire qu'elle avait environ 5 à 6 pouces de longueur.

Lorsque je touchai cette tumeur, la malade fit un grand cri, et dit qu'elle y sentait une douleur inexprimable. Je distinguai néanmoins dans ce moment qu'il n'y avait point de fluide épanché dans la tumeur et qu'elle renfermait un corps mollet et élastique ; de sorte que, joignant ce signe aux accidents, à leur origine, à leur gradation et aux circonstances dont je viens de parler, je conclus que l'intestin avait passé par la sinuosité du *trou ovalaire*, à l'endroit que nous avons remarqué ci-devant, et avait agrandi le passage naturel, en décollant un peu la membrane ligamenteuse et les muscles obturateurs qui bouchent en partie ce trou.

Quoique la maladie me fût alors connue, la cure m'en parut néanmoins fort difficile. Cependant, je me proposai sur-le-champ de tenter cette voie par la réduction ; car la partie des incisions présentait de grandes difficultés.

Pour rendre la manœuvre de cette opération plus facile, je soulevai les fesses de la malade, et fis mettre dessous un traversin en double, et un oreiller sous la tête. Cette situation, dans laquelle le siège était plus élevé que le reste du corps, et la tête un peu penchée en devant et appuyée, me parut favorable pour déterminer les intestins à se porter vers le diaphragme, et pour relâcher les muscles de la partie interne de la cuisse.

Les genoux étant élevés et les cuisses écartées, je fis ensuite une légère embrocation sur la tumeur avec l'huile que je trouvai dans la maison; et en maniant artistement cette tumeur et en la ramenant doucement de bas en haut et à différentes reprises, avec le plat de la main, j'aperçus que l'intestin rentrait et que la tumeur disparaissait peu à peu. Enfin, dans le temps de tous ces mouvements, la malade sentit en un instant une espèce de gargouillement dans son ventre *qui la mit* (ce fut ainsi qu'elle s'exprima) *à son aise*; la douleur disparut entièrement; la colique et les vomissements cessèrent, et, un demi-quart d'heure après, le ventre s'ouvrit.

J'examinai sur-le-champ l'endroit où la tumeur paraissait avant la réduction, et j'aperçus, au travers de la peau et de la graisse, un vide ou enfoncement entre les deux têtes antérieures du muscle triceps, ce qui me donna l'idée de l'appareil suivant.

Je pris sur-le-champ des chiffons de linge usé, fort mollet ; je les déchirai en petits morceaux, et les renfermai dans un plus grand, pour en composer une pelote mollette ; je trempai cette pelote dans le jaune et le blanc d'un œuf, battus et mêlés avec de l'eau-de-vie ; je donnai ensuite une figure un peu longue et cylindrique à cette pelote, et je l'appliquai à l'endroit du vide dont je viens de parler. Je couvris cette pelote de deux compresses triangulaires, trempées dans l'eau-de-vie, et maintins le tout par le moyen d'un bandage roulé à deux globes, dont je fis des circulaires autour du corps et de la partie supérieure de la cuisse, pour former un spica sur l'appareil ; je fis donner un lavement par jour à la malade, et je lui fis garder le lit, ce qu'elle eut bien de la peine à m'accorder ; car elle regardait cette précaution comme une délicatesse qui ne convenait point à une personne de son état.

Le cinquième jour, cette femme m'obligea de lever l'appareil ; elle était en bonne santé et j'eus la satisfaction de voir les muscles *triceps* rapprochés au point qu'il ne restait plus aucun vide. Une compresse longuette et très épaisse, soutenue par le bandage déjà décrit, fut l'appareil dont je me servis ensuite pendant un mois de séjour dans le pays. Je levai de six en six jours cet appareil, et la malade, qui vaquait pendant ce temps à ses exercices ordinaires, n'a jamais senti aucune incommodité. (In thèse Vinson, Paris, 1844, n° 240, p. 125.)

Observation II.

Double hernie obturatrice observée sur le cadavre d'une femme livrée aux dissections. (Obs. de Duverney, citée par Garengeot. *Mém. sur plusieurs hernies singulières.*)

Duverney trouva dans un même bassin d'une femme qu'il disséquait deux portions d'intestin qui avaient enfoncé le péritoine aux parties supérieures des deux trous ovalaires, et avaient formé deux tumeurs de la grosseur d'un œuf, entre les têtes antérieures des muscles triceps de chaque côté ; et comme ces tumeurs intestinales n'étaient pas encore assez avancées pour faire prononcer une éminence à la graisse et à la peau qui les recouvrait, on n'apercevait aucune saillie. (In thèse Vinson, Paris, 1844, n° 240. p. 89.)

Observation III.

Hernie obturatrice observée pendant la vie. (Observation de Garé, citée par Garengeot. Mémoire sur plusieurs hernies singulières, p. 714.)

M. Garé m'a encore depuis fait le récit d'une hernie du même genre. Il me dit qu'elle était exactement ronde et située au côté supérieur externe d'une des grandes lèvres, mais qu'il n'a vu qu'une fois la malade. (In Thèse Vinson, Paris, 1844, n° 240, p. 129.)

Observation IV.

Hernie obturatrice du côté gauche, chez une demoiselle ; opération pour opérer la réduction de l'épiploon. Guérison. (Observation de Malaval, citée par Garengeot. *Mémoire sur plusieurs hernies singulières* ; *Mémoires de l'Académie royale de chirurgie*, p. 714.)

M. Malaval nous a fourni aussi un exemple fort remarquable d'une hernie par le *trou ovalaire* ; il dit qu'il vit, l'été dernier, une demoiselle qui avait une tumeur ronde et inégale à la partie supérieure interne de la cuisse gauche : les accidents dont cette tumeur était accompagnée lui firent soupçonner une descente. Dès qu'il eut vu et touché la tumeur, il reconnut que c'était une hernie par le trou ovalaire. Il entreprit de la réduire et fit effectivement rentrer l'intestin ; mais il resta toujours quelque chose dans le sac qui ne put se réduire et qu'il soupçonna être l'épiploon. Après avoir réduit cet intestin plusieurs fois pendant différents jours, sans pouvoir replacer l'épiploon, il conseilla à la malade de voir M. Arnaud. Elle le manda, et ce chirurgien reconnut d'abord la hernie par le *trou ovalaire.* Quelque habileté qu'il eût à manier les hernies, il ne put réduire que l'intestin, de même que M. Malaval, et il dit à la malade qu'il fallait lui faire l'opération pour amputer l'épiploon ; la demoiselle y consentit, et M. Arnaud procéda ainsi : il commença par faire la réduction de l'intestin ; après quoi il fit une incision sur la tumeur, seulement à la peau et à la graisse pour découvrir le sac herniaire. Lorsqu'il l'eut découvert, il l'ouvrit et il y trouva une portion d'épiploon de la grosseur d'une noix ; il le coupa dans l'endroit où il passait entre les têtes antérieures du muscle triceps ; il coupa ensuite une portion du sac, et enfonça le reste entre les têtes de ce muscle ; il garnit la plaie de bourdonnets, la pansa ensuite à la manière ordinaire, et l'opération réussit parfaitement. (In thèse Vinson, Paris, 1844, n° 240, p. 130.)

Observation V.

Hernie obturatrice du côté droit chez un homme. Tumeur herniaire du côté droit et près du périnée. Réduction de la tumeur. Application d'un bandage. (Garengeot. Mém. cité.)

Un sellier de la rue du Sépulcre vient d'avoir une tumeur à la cuisse droite, près le périnée. Cette maladie a été prise d'abord pour un abcès ; on a prescrit des cataplasmes pour l'amener à suppuration. En examinant l'effet des cataplasmes, et pressant la tumeur avec les doigts, pour savoir s'il y avait du pus, l'intestin qui formait réellement cette tumeur s'est retiré et a rentré tout à coup. Un événement si inattendu, a mérité toute l'attention des habiles chirurgiens qui voyaient le malade, et leur a fait conclure, après un examen sérieux, que la tumeur qui venait de disparaître était une hernie par le trou ovalaire, et ils lui indiquèrent sur-le-champ, pour la fabrique d'un bandage, M. Sorraiz, qui m'a dit avoir reconnu l'endroit où était la hernie. (In thèse Vinson, Paris, 1844, n° 240, p. 131.)

Observation VI.

Hernies obturatrices réduites et contenues par des bandages. (Observations d'Arnaud fils, citées par Garengeot. *Mémoire sur plusieurs hernies singulières*, p. 714.)

Lorsque je lus, en 1734, l'histoire de la hernie par le trou ovalaire que j'ai décrite ci-devant, M. Arnaud dit, à cette occasion, qu'il en avait vu plusieurs, surtout une longuette, pareille à celle que j'avais observée, et une autre située un peu plus haut, exactement ronde et marronnée, et qu'il les avait toutes deux réduites et contenues avec des bandages. (In thèse Vinson, Paris, 1844, n° 240, p. 129.)

Observation VII.

Cas de hernie obturatrice située du côté droit, sur une jeune fille de 24 ans, à la suite d'un effort. Réduction, guérison; par Eschenbach. (Eschenbach. *Observata anatomico-chirurgico-medica rariora*, XXXIII, *hernia ovalis*; p. 265 (1). Rostochii, 1769.)

Une jeune fille de 24 ans, solidement constituée et d'une santé vigoureuse, habituée à une vie très occupée, ayant un jour soulevé un fardeau trop lourd, sentit, bientôt après, se former, dans la région inférieure de l'abdomen, une tumeur du volume à peine d'une noisette et s'accompagnant de quelques douleurs. Cette tumeur diminuait et même disparaissait entièrement lorsque le corps, pendant la nuit, était dans la position horizontale. Mais pendant le jour, surtout si la malade descendait rapidement les escaliers, ou mangeait des mets de nature à produire des gaz, elle se manifestait de nouveau. Considérée d'abord

(1) Viginti quatuor annorum virgo, vegeta, succiplena, negotioso vitæ generi assueta, cum aliquando gravius quoddam onus tolleret, brevi postea exsurgentem in regione abdominis infima tumorem, aliquali dolore stipatum, et nucem avellanam magnitudine vix æquantem, sentit. Tumor hicce imminuitur, quin etiam penitus fere evanescit, corpore sub noctem in situ horizontali constituto; interdù autem, præprimis si scalas ægra celeri descenderet gressu, aut esculentis vesceretur flatulentis, sese denuo manifestat : ac, sub initium parvi æstimatus, post sex circiter menses elapsos, tantum accipit augmenti, ut herniæ præsentis metum excitaret, ægrotamque demum ad quœrendam medicinam impelleret. Meum ille exposcens auxilium sic describit morbum, ut herniam reipsa adesse, facili divinarer negotio. Cumque, ad plenius detegendam illius indolem, manus admovenda esset; herniam neque ad abdominalium classem esse referendam, neque ad cruralium, neque tandem ad inguinalium, a sexu potiori scrotalium quoque dictarum, genus pertinere; sed veram esse herniam ovalem, saccumque formatum intestina includere e situ mali, et visceris intus contenti conditione patet.

Tumor namque, in dextro abdominis latere ortus, situm obtinebat inter locum, quem occupant hernia scrotalis et cruralis, intermedium, id est, in regione, quæ mediam femoris dextri flexuram, et genitalium lateris ejusdem labium, interjacet.

In hoc loco tumor iste, cylindri formam æmulans, et pollice lato quadantenus crassior, digiti fere longitudine recta dependebat, du-

comme de peu d'importance, au bout de six mois environ elle augmenta au point de faire craindre l'existence d'une hernie, et força la malade à chercher du remède à son état. S'étant adressée à moi elle expliqua son mal de telle façon que l'on devinait facilement la présence d'une hernie bien constituée. Et comme pour en mieux découvrir la nature il fallait employer la main, le toucher me fit reconnaître que cette hernie n'était ni une hernie abdominale, ni une hernie crurale, ni même une hernie inguinale, appelée aussi scrotale chez l'homme. C'était une véritable hernie ovalaire, constituée par un sac renfermant de l'intestin. C'était ce que l'on reconnaissait et d'après la situation du mal, et d'après la nature du viscère contenu à l'intérieur.

En effet la tumeur ayant pris naissance au côté droit de l'abdomen, était située à l'endroit intermédiaire à ceux qu'occupent la hernie scrotale et la hernie crurale, c'est-à-dire dans la région qui s'étend entre le milieu du pli et de la cuisse droite et la grande lèvre du même côté.

En cet endroit la tumeur qui était cylindrique et un peu plus grosse que le pouce, descendait en ligne droite de la longueur du doigt, elle était remarquable par sa dureté et sa tension toutes les fois que la toux faisait ressortir l'intestin engagé. Autrement elle était flasque, et au toucher on sentait l'intestin plissé. Du reste point de douleur spéciale, point de malaise résultant de ces fâcheux symptômes.

Pour faire rentrer l'intestin à sa place naturelle, selon les règles de l'art, il y avait quelque difficulté. En effet l'étroitesse de l'ouverture nécessitait des efforts réitérés et continués chaque fois assez longtemps ; et le succès ne put s'obtenir qu'à la condition d'observer avec une grande attention la direction de l'artère et de la veine obturatrices à l'endroit où elles sortent de l'abdomen par la partie supérieure du

ritie ac tensione notabilis, quoties flatu turgebant intestina provoluta ; alias vero flaccidus, et intestinum inclusum tactui offerens corrugatum. Dolor specialis aderat nullus, nec prava molestiam creabant symptomata.

Prolapsum intestinum ut ad naturalem, secundum artis regulas locum reducerem, nullum non movebam lapidem. Interim res, propter aperturæ angustiam, post reiteratos demum conatus, eosque satis diu quâlibet vice continuatos ; nec, nisi probe observando arteriæ venœque obturatricis, ubi hæ in portione foraminis ovalis ossium abdominis suprema e corpore egrediuntur, directionem succedebat. Reliquam medelam idoneo tentavi subligaculo, quod consuetam mihi, atque in *Chirurgia mea* descriptam, compositionem servabat. Cumque post modum hernia, occasione data, semel adhuc rediret,

trou ovale. Alors pour achever la cure, j'essayai d'un caleçon tout particulier dont j'ai l'habitude et que j'ai décrit dans ma chirurgie.

Mais la hernie ayant reparu de nouveau et n'ayant pu être aussitôt réduite à cause de certains accidents survenus, pendant ce temps, au lieu de la pelote que l'on emploie d'ordinaire, j'ajoutai au caleçon une bourse faisant fonction de suspensoir, destinée à recevoir la hernie mais d'une capacité inférieure à son volume. La capacité de l'appareil fut diminuée peu à peu de façon à repousser de plus en plus l'intestin hernié. Par ce moyen continué quelque temps, l'intestin se laissa réduire pleinement ; et alors revint l'occasion d'appliquer la pelote. Et non seulement, dès qu'elle eut fait usage du caleçon la malade put se livrer aussitôt et sans gêne à ses occupations, mais elle continua par la suite de le porter afin de prévenir une rechute.

Observation VIII.

Hernie obturatrice sur un jeune homme, âgé de vingt et quelques années. Réduction de la tumeur. Guérison ; par Eschenbach. (Christiani Chremfied Eschenbach. *Observata anatomico-chirurgico-medica rariora*, XXXIII, *hernia ovalis*, page 267, Rostochii, 1769) (1).

Un jeune homme de plus de vingt ans, me demandait récemment conseil pour une hernie dont il souffrait depuis quelque temps. Cette hernie, quant à la place, à la forme, au volume et au viscère qui la constituait, était tout à fait semblable à la précédente, et faisait voir

nec statim iterum reponi, propter impedimenta quædam ex accidenti juncta posset : durante hoc tempore, pulvinaris alias consueti loco, subligaculo addebatur suspensorii vices tenens loculus, herniam in se recipiens, eadem autem paulo brevior ; cujus loculi deinde longitudo sensim diminuebatur, ut scilicet gradatim intestinum repri-meretur elapsum. Quo artificio, per aliquod tempus continuato, intestinum plenarie reduci se patiebatur : sicque pulvinaris ipsius applicandi occasio redibat. Atque sic non modo, post admotum subligaculum, rebus suis commode statim vacare poterat ægrota, sed et deinde ejusdem, ad præcavendam recidivam, usum continuabat. (In thèse de Vinson, p. 131, Paris, 1844.)

1) Juvenis, ultra vigenti annos natus, nuper meum exposcebat consilium super hernia, qua laborabat ex aliquo jamjam tempore. Hæc quoque hernia, quoad locum, formam, volumen, et viscus inclu-

facilement qu'elle appartenait à la classe des hernies du trou ovale De plus elle céda à l'emploi des mêmes moyens, c'est-à-dire qu'après la réduction de l'intestin engagé, le malade se servit d'un caleçon pour prévenir une rechute.

Observation IX.

Hernie obturatrice du côté droit, chez une femme. Point de tumeur appréciable à l'extérieur. ((Heuermann: *Mémoire sur les principales opérations chirurgicales* (en allemand), t. I. Copenhague et Leipsick, 1773.)

J'ai vu une hernie obturatrice au côté droit sur le cadavre d'une femme. Je conserve cette préparation parce que l'on n'a pas occasion de voir des cas semblables tous les jours ; mais dans cette circonstance on ne distinguait pas à l'extérieur de tumeur ni volumineuse, ni même appréciable ; seulement lorsque j'examinai les parties qui avoisinent la vessie, je remarquai à côté d'elle à sa droite, un prolongement du péritoine qui passait par le trou ovale et qui enveloppait une portion d'intestin qui avait environ un doigt et demi de longueur. Le sac péritonéal était logé sous la première et la seconde tête du biceps et sous le pectiné ; quoique solidement adhérent il put être isolé avec précaution, et je reconnus alors qu'il aurait pu contenir aisément un petit œuf de poule. Mais dans quel état s'était trouvée la femme ? Par quelles causes cette hernie avait-elle pris naissance ? C'est ce que je n'ai pu apprendre parce qu'elle ne s'était jamais plaint de douleur sur ce point ; ce qui m'étonne d'autant moins que la portion d'intestin qui se trouvait dans le sac n'était pas adhérente. (In thèse Vinson, Paris, 1844. n° 240, p. 89.)

Observation X.

Deux sacs de hernie obturatrice. (Lawrence. *Traité des hernies*, p. 564, 1801.)

Un cadavre présentait de chaque côté une petite cavité capable de recevoir l'extrémité du petit doigt ; dans ce cas, comme dans celui de Cooper, les vaisseaux obturateurs étaient en dehors et derrière le sac. (In thèse Vinson, Paris, 1844, n° 240, p. 91.)

sum, præcedenti erat simillima, ut adeo, ad ovales eam pertinere, facile pateret. Iisdem præterea mediis adhibitis cedebat illa, id est, post reductum intestinum prolapsnm, subligaculo, ad præcavendam recidivam, ægrotus utebatur. (In thèse Vinson, Paris, 1844, p. 133.)

Observation XI.

Hernie sous-pubienne du côté droit chez une femme. Point de tumeur appréciable à l'extérieur. Etranglement, inflammation du sac, etc. (Cloquet (Hipp.). *Bulletin de la Faculté et de la Société de médecine*, n° 180. *Journal de Corvisart*. t XXV, p. 194).

La hernie existait du côté droit; la femme qui la portait semblait avoir de 36 à 40 ans, son cadavre n'était nullement émacié; aucune tumeur sensible ne se laissait apercevoir à l'extérieur, au moins autant que je me le puis rappeler, après un examen superficiel. A l'ouverture de l'abdomen, je trouvai les intestins grêles en grande partie sphacélés, et un épanchement de matières stercorales. Je ne savais trop d'abord à quoi attribuer cet état pathologique, lorsque disséquant les les muscles de la cuisse, je rencontrai une tumeur ovoïde du volume d'un petit œuf de poule environ, et recouverte par plusieurs des muscles de la partie supérieure et antérieure de la cuisse; j'injectai aussitôt les vaisseaux du membre par l'artère iliaque primitive, et je procédai à des recherches plus exactes.

Cette tumeur était logée dans un espace vide, circonscrit en dedans et au dehors par le moyen du pectiné, en dedans et en devant par le moyen adducteur, en arrière par le petit adducteur et par l'obturateur externe; en haut elle répondait à la portion osseuse du pubis; excepté dans ce dernier sens, elle était donc de tous côtés entourée par des muscles, ce qui probablement l'avait empêchée de faire une forte saillie au dehors, quoiqu'elle eût soulevé d'une manière sensible le pectiné et le moyen adducteur près de leurs attaches aux os du bassin.

Le premier de ces muscles la séparait des vaisseaux cruraux, qui étaient par conséquent en dehors de la tumeur; mais elle reposait immédiatement à nu sur les vaisseaux et le nerf obturateur, après leur sortie de l'excavation pubienne et sur l'artère circonflexe interne peu à après son origine.

Fort peu de tissu graisseux se remarquait aux environs, quoique le cadavre en offrît assez abondamment partout ailleurs; la tumeur était molle et comme pâteuse; en haut elle offrait un rétrécissement marqué, lieu de l'étranglement, et nulle part son volume n'était aussi considérable que dans sa partie moyenne; elle n'adhérait que fort peu aux organes voisins.

En l'ouvrant il fut facile de la reconnaître pour un sac herniaire dont les parois, en général très minces, n'étaient formées que par le seul péritoine. Le sac ne renfermait aucun fluide et n'adhérait point aux parties contenues, si ce n'est en arrière où il était fortement phlogosé. Il renfermait un paquet d'épiploon aggloméré, vivement enflammé, d'un rouge intense, et dont les replis faciles à développer tenaient au sac postérieurement et cachaient une portion d'instestins absolument sphacélés.

En examinant les choses dans le sens opposé, c'est-à-dire du côté de l'excavation du bassin, on pouvait se convaincre aisément que cette hernie s'était formée par la sinuosité oblique que le trou sous-pubien présente en haut. On remarquait là, en effet, une cavité infundibuliforme tapissée par le péritoine, qui se prolongeait manifestement au dehors pour constituer le sac; c'est par cette espèce d'entonnoir que s'introduisait en dedans et en avant et dans une direction, pour ainsi dire, opposée à celle des vaisseaux obturateurs, une portion considérable d'épiploon, derrière laquelle se glissait une anse d'iléon; d'ailleurs le péritoine n'offrait aucune altération. En dehors, il était appliqué, comme à l'ordinaire, sur les vaisseaux et sur le nerf obturateur qui n'avaient pas changé de position, mais qui passaient en arrière et en dehors du sac, étant un peu croisés par lui dans leur direction.

Tel était l'état offert par les parties malades : malheureusement je n'ai aucun détail ni sur l'étiologie ni sur les symptômes de cette affection ; je puis néanmoins affirmer que l'étranglement de la hernie a occasionné la mort du sujet: la chose était évidente. On voit, d'après la description que je viens de donner, que les vaisseaux obturateurs se trouvaient placés en arrière et en dehors du sac; et cela ne pouvait être autrement, puisqu'ils se trouvaient collés le long de la paroi latérale du petit bassin, et recouverts là par le péritoine. Le sac doit, par conséquent, nécessairement se former toujours, en pareil cas, en dedans de leur passage seul endroit par où les viscères puissent refouler le péritoine. (In Vinson, thèse Paris, 1844, n° 240, p. 91.)

Observation XII.

Hernie du trou sous-pubien gauche, entéro-épiplocèle étranglée sur le cadavre d'une femme très maigre, âgée d'environ 60 ans. Pavillons de l'Ecole pratique, 1816. (Jules Cloquet. *Pathologie chirurgicale*, thèse présentée le 20 mars 1831, au concours pour la chaire de pathologie externe, p. 107, pl. 5, fig. 1, 2, 3, 4, 5, 6.)

Sur ce cadavre, la face était grippée et la bouche remplie de matières stercorales, bilieuses et liquides. A l'extérieur, on observait une légère élévation formée par une tumeur arrondie, rénitente et située profondément dans la région inférieure du côté gauche ; la peau qui la recouvrait était d'une couleur rouge violacée. A l'ouverture du cadavre, je trouvai toute la partie supérieure enflammée et énormément distendue par des matières fécales liquides et par du gaz. Cette portion, ainsi dilatée, se terminait au trou sous-pubien gauche, dans lequel se trouvait engagée et étranglée une anse de l'intestin. L'extrémité inférieure de celui-ci, vide et exempte d'inflammation, sortait par la partie inférieure et interne de l'anneau sous-pubien et était contractée au point qu'elle avait au plus le volume du petit doigt. La partie supérieure de l'intestin étranglé offrait immédiatement au-dessous de l'endroit où elle s'engageait dans le trou sous-pubien deux petites crevasses par lesquelles les matières fécales s'échappaient pour passer librement dans la cavité du péritoine. Il est probable que l'épanchement de ces dernières n'avait eu lieu que peu de temps avant la mort, car le péritoine n'était enflammé que sur la portion d'intestin supérieure à l'étranglement.

Une frange d'épiploon s'engageait avec l'anse intestinale dans la partie supérieure de l'annneau sous-pubien. La dissection de la tumeur ayant été faite de dehors en dedans, je trouvai qu'elle était successivement recouverte par la peau et le *fascia superficialis*. Il y avait deux veines saphènes qui étaient un peu déjetées en dehors par la tumeur. Ainsi que les vaisseaux cruraux au-dessous du fascia superficialis, la tumeur était recouverte par l'aponévrose fémorale et les muscles moyen adducteur et pectiné qu'elle soulevait. Ce dernier était aplati et infiltré de sérosité. Les fibres charnues du petit adducteur étaient écartées au-dessous de la tumeur, de sorte que celle-ci passant à travers leur écartement, était en contact immédiat avec les muscles moyen adducteur et pectiné. La tumeur, oblongue et obliquement dirigée en haut et en dedans, était séparée par un rétrécissement moyen en deux parties, l'une supérieure plus grosse, et l'autre inférieure plus petite. La partie supérieure remontait vers l épine du pubis, au devant du muscle obturateur externe et derrière quelques fibres du petit adducteur. Cette partie du sac se trouvait plus élevée que l'ouverture du trou sous-pubien qui donnait passage à la hernie. Les vaisseaux obturateurs, qui naissaient des artères et veines hypogastriques, étaient placés avec le nerf obturateur, en dehors et en arrière du collet du sac. L'artère obturatrice au-dessus de ce collet se divisait en deux branches : une inférieure, qui passait derrière le sac, pour aller se disbuer au muscle obturateur externe et au petit adducteur ; l'autre passant également derrière le sac se contournait à sa partie interne au niveau de son rétrécissement, et revenait ensuite au devant de lui pour se porter au muscle pectiné. Le sac herniaire était mince, fortement enflammé, d'une couleur rouge foncée, et entouré de tissu cellulaire infiltré de sérosité sanguinolente. Ce sac reposait en arrière sur le muscle obturateur externe qu'il séparait du ligament de ce nom. Le sac était rempli à sa partie supérieure et antérieure par une portion de l'épiploon enflammé. L'anse étranglé de l'intestin avait deux pouces de longueur, et se trouvait en arrière et au-dessous de l'épiploon ; elle était noire, tendue, et ses parois étaient épaisses et infiltrées de sang. (In thèse Vinson, Paris, 1844, n° 240, p. 93.)

Observation XIII.

Hernie obturatrice du côté gauche chez une femme. Symptômes de hernie étranglée. Mort. (Cas observé par M. Breschet et rapporté par M. Jalade-Lafond. *Considérations sur les hernies abdominales* 1re partie, p. 307. Paris, 1822.)

M. le Dr Breschet m'a dit avoir rencontré cette hernie sur une femme qui mourut à l'hôpital Saint-Antoine après avoir offert tous les accidents propres aux hernies étranglées et aux phlegmasies intenses des intestins et du péritoine. A l'ouverture du cadavre, on reconnut une inflammation de ces parties, qui paraissait avoir été produite par l'issue d'une portion petite de l'intestin grêle par l'ouverture sous-pubienne du côté gauche. L'intestin, pincé dans presque tout son calibre, ne formait point d'anse à la partie antérieure du trou ovale, et le manque de tumeur au dehors avait empêché de reconnaître la cause des accidents auxquels la malade avait été en proie et qui l'ont fait succomber. (In Vinson, Paris 1844, n° 240, p. 97.)

Observation XIV.

Symptômes d'entérite, puis de hernie étranglée, chez une femme. Point de tumeur appréciable à l'extérieur. Mort. Détails anatomiques. Hernie par le trou sous-pubien, etc. (Observation du Ds J. Gadermann, *Revue médicale*, n° 128, année 1825.)

Une veuve âgée de soixante et quinze ans, étant restée assez longtemps dans une église, revînt chez elle avec tous les symptômes d'une entérite des plus intenses. Un traitement antiphlogistique des plus actifs n'apporta aucune diminution dans les douleurs qu'éprouvait la malade ; la constipation résista également à tous les moyens employés pour la combattre. Le cinquième jour de la maladie, la patiente vomit des matières fécales ; cependant *il n'existait aucune tumeur vers l'anneau inguinal*, non plus que sous l'arcade ovalaire; ces parties n'étaient le siège d'aucune douleur; il ne s'en manifesta une que pendant le dernier jour de la vie, dans la région du trou sous-pubien, mais aucun signe de hernie n'accompagnait ce sentiment pénible.

La constipation céda enfin tout à coup à des efforts considérables pour aller à la selle, et les vomissements dont nous avons parlé cessèrent. Le neuvième jour, tous les symptômes de la maladie disparurent, et l'appétit parut même revenir; mais bientôt des faiblesses générales annoncèrent la mort, qui arriva le quatorzième jour.

Autopsie cadavérique. — L'examen des parties externes ne fournissait aucune indication sur la cause de la maladie; dès qu'on eut ouvert la cavité abdominale, on vit les gros intestins immédiatement sous la paroi antérieure. Les intestins grêles étaient situés profondément dans le petit bassin; une anse de ces derniers adhérait au pourtour du trou ovalaire. L'ouverture du ligament obturateur qui donne passage aux vaisseaux et aux nerfs de ce nom, offrait 1 pouce de diamètre, et renfermait le collet d'un sac herniaire; ce sac lui-même était situé derrière les muscles qui recouvrent antérieurement le corps du pubis, et s'étendait au-dessous de l'insertion de la courte portion du triceps, partie antérieure de la base du col du fémur. Tout le sac était sphacélé et offrait plusieurs perforations; il était plein d'un ichor fétide qu'on retrouvait jusqu'au milieu de la cuisse, entre les muscles adducteurs. La paroi antérieure de l'anse intestinale qui adhérait au trou sous-pubien se trouvait dans le sac herniaire et formait une sorte de diverticule de 4 pouces de longueur sur 1 et demi de largeur; sa ténuité égalait celle du papier le plus fin, tandis que la paroi postérieure, demeurée dans l'abdomen, offrait un demi-pouce d'épaisseur au deux extrémités de cette anse; l'intestin avait le calibre d'une grosse sonde. L'artère obturatrice venait de l'épigastrique, et marchait d'abord à la partie interne, puis au devant du sac. (Cette observation se trouve aussi traduite en anglais dans le tome 1er du *London medical Gazette*, page 198. Parmi les extraits des journaux, elle est donnée sous ce titre : *Fatal case of thyroïdeal hernia*; elle est extraite de : *Ueber den Bruch durch das Hufkeinloch uebot einem reltenem Falle, Nieruber von*, docteur J. Gade:mam, prosector, etc., Zu Landshut; Landshut, 1823, 8 vol.). — In thèse Vinson, Paris, 1844 no 240, p. 98).

Observation XV.

Douleur subite à la région lombaire et à l'aine du côté gauche. Point de tumeur à l'aine. Vomissements attribués à une néphrite. On soupçonne un étranglement interne. Hernie du trou ovale du côté gauche. Mort. (Maréchal, in *Journal des progrès des sciences et des institutions médicales*, t. X, p. 245, année 1828.)

Mme H. C.., âgée de 47 ans, d'un tempérament nerveux, d'une constitution délicate, éprouva *subitement*, dans la nuit du 9 septembre 1827, une douleur très aiguë qui s'étendait de la région lombaire gauche vers l'épigastre et l'aine du même côté. La jambe gauche était dans un état d'engourdissement interrompu de temps en temps par des douleurs si violentes qu'il semblait à la malade qu'on déchirait cette partie. La région lombaire était douloureuse; mais on pouvait comprimer la cuisse et la région inguinale sans en augmenter la sensibilité : les urines étaient rares, rouges et expulsées avec peine, le pouls petit et profond ; la face se décomposait à chaque instant, la malade était dans une anxiété et une agitation extrêmes.

L'ensemble de ces symptômes et l'absence de toute tumeur dans la région inguinale firent penser à une néphrite aiguë. (Vingt sangsues sur les parties douloureuses, cataplasmes de farine de lin, fomentations émollientes, bains de siège, émulsions, etc.)

Le lendemain, le hoquet et des nausées surviennent. Cet accident pouvait n'être que sympathique d'une néphrite; c'est ce que pensa aussi le Dr Fristot, d'autant plus que, quelques années auparavant, il avait donné des soins à cette dame pour la même maladie. (Vingt sangsues sur la région lombaire, continuation des moyens précédents.)

Rétention d'urine pendant quarante-huit heures; la malade s'oppose au cathétérisme.

Pendant deux jours les symptômes parurent s'amender, les douleurs avaient cessé; les vomissements s'éloignèrent mais se renouvelèrent le septième jour; aucune tumeur ne paraissant à l'intérieur, nous soupçonnâmes un étranglement interne; mais de quelle nature était cet étranglement, et quel en était le siège? Une consultation à laquelle furent appelés MM. Marchand, Moizin, Fristot, Willaume, eut lieu le 16. Ce jour là, il y avait encore une rémission bien marquée ; un lavement laxatif donné la veille avait procuré dans la nuit plusieurs évacuations, et depuis ce moment les vomissements avaient cessé. Le diagnostic devenait plus difficile; avait-t-il existé un changement momentané, ou la maladie n'avait-elle été qu'une néphrite aiguë compliquée d'iléus? Dès le même soir, tous les doutes furent levés, le hoquet revint, accompagné d'éructations fétides, et le lendemain de nombreux et d'abondants vomissements de matières fécales prouvèrent assez l'existence d'un étranglement interne. L'huile de ricin et les boissons laxatives étaient sans effet; les lavements purgatifs n'étaient plus suivis d'aucune évacuation; depuis plusieurs jours la face était grippée et le pouls misérable; la malade expira dans la soirée du 23, c'est-à-dire le quatorzième jour de sa maladie.

Autopsie. — Péritonite très intense, écoulement considérable de sérosité. L'épiploon, tiré vers la région inguinale gauche, imprime un sillon sur les intestins; son extrémité était engagée dans le trou ovale, ainsi qu'une anse de l'iléon, qui se trouvait ainsi complètement étranglée. La portion d'intestin au-dessus de l'étranglement était fortement distendue par les matières accumulées, tandis que la portion inférieure était vide. Ayant divisé transversalement les muscles de la partie interne de la cuisse, nous portâmes ce membre dans une forte adduction, afin de constater les rapports des parties entre elles. Le sac n'avait que le volume d'une noisette, et ne fournit aucune saillie à l'extérieur; il était directement derrière le pubis et entourée en grande partie par le ligament obturateur; il se trouvait ainsi dans un espace recouvert par le pectiné, le moyen adducteur; et postérieurement par l'artère et le nerf obturateur; des adhérences fortes et nombreuses retenaient le sac herniaire; l'intestin ramolli se déchira à la moindre traction. Le rein gauche présentait dans sa partie inférieure un ramollissement notable. (In thèse Vinson, Paris 1854, n° 240, p. 98.)

Observation XVI.

Constipation et vomissements chez une vieille femme. Point de tumeur herniaire. Vomissements de matières stercorales. Mort. Hernie par le trou ovale. (Jos.-A. Smith. *Lancet*, p. 735. London, 1830.)

Mme E., femme âgée, non mariée, d'habitudes frugales, vint me consulter le 12 juin. Elle avait été vue la semaine précédente, par un autre praticien, qui avait cessé de lui donner des soins après avoir infructueusement employé des purgatifs, dans le but de faire cesser la douleur et la constipation qui s'étaient déclarées dix jours auparavant. D'après son récit, elle n'avait eu aucune évacuation alvine dans cette période. Je la trouvai se plaignant d'une douleur, qui augmentait un peu par la pression; le pouls était fréquent, mais plein; elle avait la langue assez nette; l'esprit rassuré, car elle avait, disait-elle, souffert plusieurs attaques semblables depuis vingt ans. Elle avait conservé de l'appêtit, bien qu'elle rejetât constamment sa nourriture et ses médicaments peu de minutes après leur ingestion ; et pendant les dix jours que je lui ai donné mes soins, les symptômes ne varièrent point.

L'inspection la plus attentive et la plus minutieuse que firent moi-même et mes amis ne nous fit découvrir ni tumeur ni saillie dans aucun des lieux propres aux hernies. La douleur dont cette femme se plaignait, et qui diminua quelques jours avant sa mort, n'était point limitée à un point précis. Elle n'avait point de hoquet, mais les matières rejetées par l'estomac prirent de bonne heure une odeur stercorale.

La malade maigrit rapidement ; son pouls, cependant, conserva sa force jusqu'à la fin, et son intelligence demeura entière. Elle mourut vingt et un jours après la dernière évacuation, les symptômes ayant peu varié.

Examen du cadavre. — Mon ami, M. W. N. S. Cooper, qui avait vu la malade, assista à son autopsie. A l'ouverture de l'abdomen, notre attention fut attirée par une disposition curieuse : les intestins grêles, pâles et extrêmement distendus, étaient en partie recouverts par l'épiploon, dans lequel on ne voyait aucune partie graisseuse ; il n'en existait point non plus dans la duplicature qu'il formait autour du côlon.

Nous trouvâmes celui-ci à sa place ordinaire ; mais il était si contracté qu'il ressemblait plutôt à l'artère fémorale vide qu'à toute autre chose. Il n'était pas réellement plus grand ; ses *saccoli* étaient oblitérés ; ses parois étaient blanchâtres, épaissies et opaques. Il n'y avait ni adhérences ni traces de phlegmasie : la membrane muqueuse de l'estomac était rouge, épaissie par quelques plaques, et cette altération était un peu plus prononcée à mesure qu'on s'avançait vers le jéjunum et l'iléon. En suivant vers la partie inférieure l'intestin grêle, nous vîmes qu'il était évidemment étranglé dans l'ouverture par laquelle passent l'artère et le nerf obturateurs. En disséquant entièrement le sac, nous trouvâmes la veine et l'artère obturatrice sur la partie interne et postérieure de la hernie.

L'os pubis formait la limite antérieure du sac, et sa partie externe et inférieure était étroitement embrassée par le ligament obturateur. Nous détachâmes la tête du pectiné et du court adducteur à leur insertion supérieure pour découvrir le sac. Il était épaissi et uni par de fortes adhérences aux parties environnantes. Il contenait un peu de sérosité et une anse intestinale complètement gangrénée. (In thèse Vinson, Paris, 1844, n° 240, p. 101).

Observation XVII.

Hernie obturatrice chez un homme. Réduction de la hernie qui est maintenue par un bandage. (Nouvelle édition de la Médecine opératoire de Sabatier, t. III, p. 638, par Bégin et Sanson. Paris, 1832. *Considérations sur les hernies abdominales*, par J. Lafond, t. I, p. 317.)

Un homme de 45 ans, d'une taille et d'une maigreur remarquables, fit un effort violent pour mettre une chaussure dont le quartier résistait beaucoup. Au même moment, il sentit une douleur vive, et bientôt une tumeur parut et augmenta par la marche et les efforts. Des nausées et des coliques survinrent; on crut d'abord à une hernie crurale, puis à une dilatation variqueuse de la veine crurale, puis à un anévrysme. M. le professeur Dupuytren ayant examiné cette tumeur, située à la partie supérieure et interne de la cuisse, la reconnut pour une hernie sous-pubienne, et fit faire, pour la contenir, un bandage d'une nature particulière. Une ceinture embrassait la plus grande partie du corps, et une plaque verticale soutenait une pelote échancrée qui lui était horizontale : ce bandage était soutenu par un sous-cuisse. Comme il produisait de l'engourdissement, on recommanda de diminuer la pelote du côté externe, pour ne pas comprimer les vaisseaux cruraux; mais comme ce bandage ne pouvait point s'appliquer exactement à l'ouverture, la hernie ne fut point maintenue. (In thèse Vinson, Paris, 1844, n° 240, p. 133.)

Observation XVIII.

Constipation opiniâtre chez une femme âgée de 80 ans. Symptômes d'étranglement intestinal. Deux hernies inguinales réductibles. Hernie par le trou ovalaire du côté droit ; mort. (Cruveilhier. *Anatomie pathologique*, in-folio, pl. 6, 15e livraison, p. 1 et 2.)

Une indigente de la Salpêtrière, âgée de 80 ans environ, entra à l'infirmerie le 25 octobre 1832, pour une constipation opiniâtre, qui se conciliait d'ailleurs avec l'état de santé le plus satisfaisant; un lavement de deux onces d'huile de ricin est administré le 27. Dans la nuit du 27 au 28, la malade est prise de tous les accidents de l'étranglement. M. Piédagnel ayant eu l'obligeance de me faire prévenir, je me rendis auprès de cette malade qui présentait en effet tous les symptômes de l'étranglement. Pouls misérable; extrémités froides; ventre volumineux, mais peu sensible à la pression; vomissements continuels; la malade vomit, en ma présence, ce liquide provenant de l'intestin grêle, qu'on désigne improprement sous le nom de matières fécales.

Il existait deux hernies inguinales, dont la gauche plus considérable, qui se réduisaient avec la plus grande facilité et ne pouvaient être considérées comme le point de départ des accidents.

La malade, qui avait toute sa connaissance, et qui ignorait néanmoins complètement sa fâcheuse position, mourut ce même jour à une heure de l'après-midi.

Ouverture du cadavre. — La hernie inguinale droite contenait de la sérosité et une anse intestinale. La hernie gauche n'était autre chose qu'un sac herniaire dont l'orifice était froncé.

L'estomac était très ample, excepté vers le pylore, où il se rétrécissait brusquement, et était réduit, dans l'espace d'un pouce, aux dimensions de l'intestin grêle : il contenait beaucoup de gaz et un liquide trouble.

Une disposition insolite de l'intestin appela notre attention : quatre grandes circonvolutions se dirigeaient obliquement de haut en bas et de gauche à droite. Je déployai l'intestin en partant du pylore, et je vis bientôt que la direction oblique que je viens de signaler était due à une anse d'intestin qui s'engageait dans le canal sous-pubien du côté droit. La portion d'intestin déplacée était située à la réunion des deux tiers supérieurs avec le tiers inférieur de l'intestin grêle. (In thèse Vinson, Paris 1844, n° 240, p. 103.)

Observation XIX.

Hernie obturatrice du côté chez une femme. (Rust. *Handbuch der chirurgie*, Band 8, p. 528, 1832.)

J'ai vu, il ya quelques années, une hernie du trou ovale du côté droit, sur un cadavre de femme porté à l'amphithéâtre anatomique de l'Académie médico-chirurgicale de Dresde.

Le sac herniaire était situé à la face interne et au devant des vaisseaux du trou obturateur; il était tellement rétréci, particulièrement à son col, que les viscères qui l'avaient occupé devaient être réduits depuis longtemps.

Cette préparation offre une preuve de la guérison possible de cette hernie, même sans traitement. (In thèse Vinson, Paris, 1844, n° 240, p. 95.)

Observation XX.

Constipation habituelle chez une femme âgée. Douleur vive dans l'aine du côté gauche. Dysurie. Hernie à travers le trou obturateur. (Observation communiquée par M. W..., chirurgien. *Gazette médicale de Paris*, année 1833, p. 577. Extrait du cahier du 3 juillet du *Lnodon medical and physical Journal.*)

Une femme, âgée de 64 ans, était malade depuis plus de trois ans; elle était habituellement constipée, tellement que huit ou dix jours se passaient sans qu'elle allât à la garde-robe. Elle était accoutumée depuis sa jeunesse à travailler de l'aiguille et rapportait son indisposition à cette occupation trop sédentaire; outre la difficulté dans la digestion, elle se plaignait de violents maux de tête, et d'un engourdissement de la jambe gauche qui, depuis peu, allait en augmentant. Quelques semaines avant sa mort, elle fut attaquée de spasmes violents qui revenaient d'abord seulement à de longs intervalles, puis reparurent tous les jours, commençant d'ordinaire vers neuf heures du matin, et persistant plusieurs heures. Ce fut probablement pendant un de ces accès que les intestins s'échappèrent et formèrent hernie. Je vis la malade pour la première fois le 20 février, et je continuai à la visiter avec un autre chirurgien tous les jours jusqu'à sa mort, qui arriva le 3 mars.

La constipation étant le symptôme le plus urgent à combattre, on administra des purgatifs par la bouche et en lavement, mais sans succès: les lavements étaient rendus sans mélange de matières fécales; et l'estomac commença à rejeter les aliments et les médicaments. On chercha à apaiser les spasmes par l'usage des antispasmodiques et à combattre l'irritabilité de l'estomac par un vésicatoire. Un médecin, consulté, avait jugé, d'après de vives douleurs ressenties par la malade dans l'aine du côté gauche et des fréquents besoins d'uriner, qu'il y avait une pierre dans la vessie; on sonda sans rencontrer aucun calcul, et l'on ne put découvrir non plus rien d'anormal dans la région inguinale de l'un et de l'autre côté.

La mort étant donc survenue le 3 mars, on obtint des parents la permission d'ouvrir le cadavre. Les viscères abdominaux et thoraciques étaient sains, la vessie un peu contractée, et les parois un peu plus épaisses que de coutume, mais ne contenant point de pierre. En suivant le trajet des intestins, on trouva une petite portion de l'iléon, qui était passée à travers le trou obturateur, et avait contracté de très fortes adhérences avec les parties voisines. La portion herniée était si petite qu'on ne pouvait s'attendre à la découvrir par aucune investigation extérieure. Il est probable que la hernie existait depuis longtemps; mais pendant un des violents accès spasmodiques auxquels la malade était sujette, une portion peu considérable d'intestin tait passée par l'ouverture, et cell-ci, rétrécie par l'inflammation, avait causé l'étranglement et la mort.

Ce cas était effectivement fort obscur; toutefois l'auteur pensa que l'engourdissement de la jambe et les douleurs de l'aine, joints à cette constipation opiniâtre et aux vomissements de matières stercorales, auraient pu mettre sur la voie d'un diagnostic plus exact. (In thèse Vinson, Paris, 1844, n° 240, p. 111.)

Observation XXI.

Hernie du trou ovale du côté droit, chez un homme. Coïncidence d'une hernie inguinale du même côté. (Astley Cooper. *Œuvres chirurgicales*, trad. franç. par MM. Chassaignac et G. Richelot, p. 369. Paris, 1835.)

La préparation anatomique de ce cas, qui est le seul de cette espèce que j'aie observé, se trouve dans la collection de l'hôpital Saint-Thomas. Dans ce cas, le sac herniaire était tellement petit, que j'hésitai d'abord à le faire dessiner; mais quand je réfléchis que le danger des hernies est assez habituellement en raison directe de leur peu de volume, et que ce petit sac indique aussi bien qu'un grand la position de la hernie, en outre, quand je songeai que, selon toute probabilité, cette hernie acquiert rarement un grand volume, il me semble que ce cas méritait d'être noté.

Cette hernie existait chez un homme, et fut observée par hasard en faisant la préparation d'une hernie inguinale du même côté.

Le collet du sac, à sa partie antérieure, se trouvait en rapport immédiat avec le pubis dans les trois quarts de sa circonférence. Ce collet était entamé par le ligament sous-pubien. La partie du sac opposée au collet était placée au-dessous du court adducteur et de l'attache supérieure du pectiné. Le volume de la portion du sac herniaire placée dans l'épaisseur de la cuisse, n'excédait pas celui d'une muscade.

L'artère obturatrice et le nerf étaient situés en arrière du collet du sac et un peu à son côté interne. (In thèse Vinson, Paris, 1844, n° 240 p. 90.)

Observation XXII.

Vomissements chez une femme très âgée. Douleur abdominale. Prostration. Point de douleur appréciable au pli de la cuisse. Hernie sous-pubienne (droite). Mort. Détails anatomiques. (*Bulletins de la Société anatomique*, année 1840, octobre. Bulletins 7 et 8, p. 216). Cette observation a été recueillie avec beaucoup de soins dans le service de M. Bouvier, par M. Fiaux, interne des hôpitaux.

La nommée Glaitzin (Marie-Marguerite), âgée de 81 ans, admise à la Salpêtrière en 1837, à cause de son extrême vieillesse, entra, le 31 janvier 1840, à l'infirmerie, salle Saint-Luc, nº 4, dans le service de M. Bouvier.

Le 29, après avoir déjeuné comme à l'ordinaire, cette femme avait été prise d'un malaise général, avec frisson pendant toute la journée, refusant toute espèce d'alimentation. Le soir, à six heures, nausées, vomissements de matières bilieuses, mélangées d'aliments. Elle continua à vomir pendant la nuit; douleurs vives dans le ventre, non circonscrites, douleurs sourdes et profondes dans les muscles et les articulations, que la malade attribuait à des douleurs de goutte; absence complète de garde-robe; deux fois elle demanda le bassin pour uriner.

Le 30. Mêmes symptômes, mais plus prononcés; respiration difficile bouche amère, *comme empoisonnée* (expression de la malade); soif très vive, pas de hoquet; nausées et vomissements de matières bilieuses, sans mélange d'aliments. Les boissons, prises en petite quantité, sont vomies à diverses reprises et sans effort; pas de garde-robe; ventre toujours douloureux, agitation, plaintes. Cet état se prolonge pendant toute la journée; il persiste pendant la nuit; la malade a des envies de vomir, mais pas de vomissements.

Le 31. Accablement extrême, extrémités froides, impossibles à réchauffer; soif très vive, dégoût pour les aliments; pas de hoquet, de nausées ni de vomissements; plaintes, gémissements, surtout lorsqu'on vient à la mouvoir. (Ces renseignements nous ont été donnés par les infirmières qui donnaient des soins à la malade, et en particulier par une de ses voisines de lit, femme très intelligente.)

Le soir elle entra à l'infirmerie et, à la visite du 1er février, nous la trouvâmes dans l'état suivant; stature élevée, membres développés, os volumineux; constitution paraissant primitivement forte, maintenant affaiblie par l'âge. Décubitus dorsal, prostration extrême; immobilité absolue, facies cadavéreux, pour ainsi dire cholérique; traits retirés, joues creuses, nez affilé, yeux fermés, s'ouvrant avec difficulté. Interrogée pour savoir où elle souffre, elle répond en portant la main sur l'abdomen; on comprime cette région dans toute son étendue, et la malade ne pousse aucune plainte.

Les circonvolutions intestinales se dessinent à travers les parois abdominales qu'elles soulèvent; sonorité de toute l'étendue du ventre.

Lèvres sèches, langue sèche, rouge et râpeuse, couverte à sa base d'un enduit fuligineux; soif vive, inappétence complète; pas de hoquet pas de nausées, de vomissements, ni de garde-robe. Elle a uriné plusieurs fois depuis son arrivée.

Respiration lente, profonde; pas de toux ni d'expectoration; sonorité de la poitrine dans toute son étendue; bruit respiratoire pur, mais faible, sans mélange de râle.

A la région précordiale, matité peu étendue; bruits du cœur sourds profonds, peu développés, pouls petit, presque imperceptible; le nombre des pulsations ne peut être compté. Peau froide, sans sueurs dans toute l'étendue du corps, surtout aux extrémités; il est impossible de réchauffer la malade.

Pas de douleurs de tête; insomnie. Réponses difficiles, presque nulles; sorte d'anéantissement de l'intelligence; pupilles contractiles, douleurs sourdes dans les membres, pas de fourmillements, pas de crampes.

La difficulté de l'examen de cette malade, par suite de la prostration et de la nullité de ses réponses, rendit le diagnostic incertain; cependant les symptômes abdominaux attirèrent surtout l'attention et firent croire que l'intestin était le siège de l'affection; mais l'absence de nausées et de vomissements, au moment où nous l'examinâmes, et l'état des jours précédents ne permirent pas d'en soupçonner la nature réelle.

Prescription. — Boissons gommeuses, looch blanc, vin de Bagnolles 60 grammes; lavements purgatifs, cataplasmes sur le ventre, diète. A la visite du soir, même état: le lavement a été presque immédiatement rendu avec quelques matières.

Deuxième jour. Un peu de sommeil pendant la nuit, même état que la veille, soif très vive, anorexie complète, langue sèche, rouge, froide au toucher; pas de nausées, ni de vomissements, pas de hoquet; pas de selles; abdomen développé, sonore, douloureux à la pression; pouls imperceptible, raideur générale de tout le corps, facies tiré, exprimant la souffrance.

Troisième jour. Même état, prostration encore plus prononcée, extrémités froides, comme glacées, pouls filiforme.

Quatrième jour. Les douleurs vives se sont manifestées pendant la nuit, dans le membre abdominal gauche ; le matin, la malade, jusque-là immobile, s'assied brusquement toute seule sur son lit, poussant des cris plaintifs et serrant de ses mains le membre douloureux à sa partie supérieure. Ce membre est, dans toute son étendue, d'un froid glacial; le pied d'un blanc mat, comme terreux, les ongles et les orteils bleuâtres. Des taches violacées, alternant avec des plaques blanchâtres, existent sur tout le reste de ce membre ; on pince la peau sans qu'elle témoigne la moindre douleur. La région crurale est le siège d'une douleur très vive, augmentant par la pression, et se prolongeant sur le trajet de l'artère fémorale, laquelle donne la sensation d'un cordon noueux arrondi ; on n'y perçoit aucun battement non plus que dans l'artère iliaque externe. Le membre abdominal droit est examiné comparativement ; on n'y trouve rien d'anormal dans la région crurale, *ni tumeur, ni douleur, même à une pression très forte.*

Les battements sont perçus sur toute l'étendue du tronc artériel, de ce côté. Du reste, mêmes symptômes que la veille ; 4 pilules d'opium, 4 pilules d'aloès, lavement purgatif.

La malade meurt pendant la nuit, ayant présenté jusqu'alors le même appareil de symptômes.

Nécropsie 30 *heures après la mort.* Maigreur générale ; pas de roideur cadavérique.

Ventre ballonné ; peau de la paroi abdominale violacée. Le membre pelvien gauche présente le même aspect extérieur que pendant la vie. On ne remarque rien de particulier dans le tissu cellulaire sous-cutané, si ce n'est l'infiltration d'une certaine quantité de sang au mollet Les veines sous-cutanées sont entièrement exsangues. L'artère iliaque externe, l'artère crurale, ses branches, et l'artère poplitée sont remplies d'un caillot sanguin noir, non organisé, semblable à de la gelée de groseilles, ne remontant pas au-dessus de l'iliaque externe. La tunique interne de ces vaisseaux est blanche dans toute son étendue ; aucune altération dans les membranes externe et moyenne.

Les muscles sont intacts, sauf les gastro-anémiens, où l'on remarque l'infiltration d'une certaine quantité de sang.

Une dissection ultérieure nous démontra l'absence de caillots dans le système artériel du membre abdominal droit. Injection générale du péritoine, absence de sérosité dans sa cavité ; intestin grêle très dilaté par les gaz, excepté dans sa partie inférieure (2 pieds), où il est considérablenent rétréci.

M. Manec, présent à l'autopsie, frappé de cette différence de volume, eut immédiatement la pensée qu'il y avait un obstacle au cours des matières, intermédiaire à ces deux parties. L'intestin pris à sa partie supérieure est alors suivi de haut en bas, et, arrivé au niveau du point rétréci, on remarque qu'une anse intestinale s'engage dans la gouttière sous-pubienne droite, poussant au-devant d'elle le péritoine qui offre en ce point une sorte d'infundibulum.

L'estomac ne présente aucune altération ; il contient une certaine quantité de liquides mélangés de mucosités.

L'intestin grêle est vide de liquide et de matières.

Le gros intestin est rempli de matières fécales, dans presque toute son étendue, jusqu'au rectum.

Rien à noter de particulier pour les autres organes.

Après cet examen des viscères abdominaux, la région supérieure et interne de la cuisse est disséquée couche par couche. Arrivés aux muscles pectiné et premier adducteur, on remarque que ces muscles sont soulevés de manière à faire une saillie ; percutés avec le manche du scalpel, ils donnent un son clair dont il est difficile de se rendre compte, car, comme nous allons le voir, on trouve au-dessous d'eux du pus et non point des gaz. Détachés à leur insertion pelvienne, et renversés en bas et en dehors, on aperçoit une tumeur du volume et de la forme d'un très petit œuf de poule, constituée du pus d'un blanc grisâtre très fétide, circonscrite par une membrane celluleuse. Cette tumeur repose sur les muscles obturateur externe et petit adducteur. Ce dernier est détruit dans une certaine étendue, à sa partie la plus rapprochée du foyer ; détaché de son insertion pubienne, et renversé en dehors, nous voyons entre lui et le grand adducteur une quantité assez considérable de pus de même nature, infiltré dans le tissu cellulaire voisin. Ces deux foyers, l'un antérieur, l'autre postérieur au petit adducteur, communiquent entre eux par la partie de ce muscle qui a été détruite. Ces parties lavées par un filet d'eau, tout le pus s'en écoule, mélangé d'un détritus de lambeaux membraneux d'un aspect gris noirâtre, comme gangrénés, et alors, on voit, au niveau de l'orifice externe de la gouttière sous-pubienne, une tumeur du volume d'une petite noix d'une forme irrégulière ; cette tumeur infiltrée de pus était enveloppée et comme englobée par le foyer purulent ; elle présente, à sa partie antérieure et inférieure, une ouverture large, irrégulière par laquelle une sonde est introduite, et vient faire saillie dans la partie de l'intestin engagée dans l'orifice abdominal de la gouttière sous-pubienne.

Il est dès lors évident que cette tumeur est une *entérocèle sous-pubienne* gangrénée. Examinée avec plus de soin, nous lui avons reconnu deux parties : l'une, extérieure, membraneuse, qui se continue sans interruption avec le péritoine, à travers la gouttière sous-pubienne ; cette membrane n'est autre chose qu'un débris du sac herniaire, détruit dans une certaine étendue de sa partie la plus inférieure et postérieure; l'autre, plus interne et formée par une petite portion d'intestin, auquel vient aboutir un lambeau membraneux de la longueur d'un pouce environ, est constituée par le mésentère qui a résisté à la putréfaction, ce qui fait penser que la partie d'intestin détruite avait au moins cette longueur.

Cette tumeur est en rapport, abstraction faite des vaisseaux obturateurs, qui, à cause de leur importance, seront étudiés à part, en avant, en haut et en dehors, avec le muscle pectiné, qui la sépare des vaisseaux cruraux; en avant et en dedans avec le premier adducteur, dont la partie supérieure est détruite (ce qui explique le rapport immédiat de la tumeur avec le grand adducteur et la division du foyer en deux parties, ainsi qu'il a été dit plus haut); en dehors, et à une distance d'un travers de doigt, se trouve la tête du fémur, et un peu plus bas, les vaisseaux circonflexes internes; en dedans et à une certaine distance, on rencontre le muscle droit interne.

Dans le bassin, le collet du sac n'offre qu'un rapport à noter, c'est celui qu'il a avec la vessie distendue qui est placée à son côté interne; dans l'état de vacuité, cet organe doit nécessairement en être plus éloigné. Dans le trajet sous-pubien, les rapports du collet du sac sont: en haut, en dedans et en dehors, avec la gouttière du pubis entièrement osseuse; en bas et d'arrière en avant: 1° avec l'arcade sous-pubienne des aponévroses pelvienne supérieure et pelvienne latérale; 2° avec le bord supérieur des muscles obturateurs et de la membrane obturatrice.

Passons maintenant à l'étude des rapports importants que nous présentent les vaisseaux et le nerf obturateurs : 1° avec le collet du sac dans le bassin; 2° dans son trajet sous-pubien; 3° enfin, avec le corps de la tumeur.

Mais, avant, disons que les rapports relatifs de ces parties unies entre elles par du tissu cellulaire sont tels, qu'en dehors se trouve le nerf accolé à la face externe du trou sous-pubien; plus en dedans et en bas, l'artère obturatrice, longée à son côté interne par la veine du même nom.

Dans le bassin et le trajet sous-pubien, le collet du sac affecte les mêmes rapports; en effet, le péritoine décollé, l'on trouve directement en dehors, et comme accolé à son côté externe, le nerf obturateur, lequel conserve ce rapport dans toute son étendue, tandis qu'en arrière et un peu en dedans se voient l'artère et la veine obturatrices.

Au sortir de la gouttière sous-pubienne, ces connexions ne restent pas les mêmes : en bas et en dehors on aperçoit le nerf, tandis que les vaisseaux obturateurs contournent la tumeur de bas en haut et de dehors en dedans, de manière à se mettre directement à son côté interne.

Quant au canal sous-pubien lui-même, son orifice abdominal très élargi offre 11 lignes dans le diamètre transversal et 8 lignes dans le diamètre vertical ; l'orifice abdominal du côté opposé permettait à peine l'introduction du petit doigt.

Son orifice crural présente une bride aponévrotique résistante qui divise cet orifice en deux parties à peu près égales, en se dirigeant obliquement de haut en bas, de dehors en dedans et d'arrière en avant ; dans la partie antérieure et supérieure à cette arcade, se trouve le collet du sac qui repose immédiatement sur elle. Cette circonstance anatomique nous paraît très importante à noter, car cette bandelette, en rétrécissant l'ouverture antérieure, a détruit ses rapports de calibre avec l'orifice interne, d'où nécessairement est résultée la compression des parties herniées et la production de l'étranglement.

Un des points les plus curieux de cette observation, c'est l'absence de tout symptôme local, absence d'autant mieux constatée que la région qui était le siège de la hernie a été explorée avec beaucoup d'attention, à cause des symptômes que nous présentait le côté opposé.

Nous n'avons observé ni tumeur ni la moindre douleur à une pression même forte, et cette absence de douleur est d'autant plus remarquable que l'exploration de cette région a été faite alors que la tumeur était enflammée ou gangrénée, et qu'il y avait formation de pus. (In thèse Vinson, Paris, 1844, n° 240, p. 104.)

Observation XXIII.

Diarrhée. Symptômes d'épanchement intestinal chez une femme âgée. Hernie recherchée, mais méconnue ; mort. Hernie obturatrice du côté gauche. (Wetherfield. *Hernia of the obt. foramen Lancet, London*, p. 59, 1840.)

M. Wetherfield présenta une préparation d'une hernie du trou obturateur. Le sujet de l'observation était une vieille femme extrêmement amaigrie. Elle avait beaucoup souffert d'une affection catarrhale (influenza), accompagnée d'une toux violente, dans la première partie de l'année 1838. En novembre de la même année, elle fut subitement prise de douleurs violentes dans le côté gauche de l'abdomen. Cette douleur se prolongeait le long de la cuisse du même côté : affaiblissement, vomissements, diarrhée, tels furent les symptômes qui engagèrent l'aide de M. Wetherfield, sous l'impression de l'existence d'une attaque de rhumatisme compliqué de dérangement intestinal, à prescrire des pilules anodines, un liniment anodin et des fomentations. La malade fut soudainement soulagée, peu d'heures après, et bientôt rétablie. Le 23 mars 1839, M. Wetherfield fut de nouveau appelé pour voir la malade. L'abdomen était très sensible et douloureux ; douleurs le long de la cuisse gauche. Elle avait des vomissements continuels. L'attaque avait été précédée d'une violente diarrhée qui cependant avait tout à fait disparu. L'aspect général de la malade n'avait rien qui indiquât une hernie étranglée. Des recherches furent faites dans ce but ; on examina avec le plus grand soin tous les endroits de l'abdomen dans lesquels se forment ordinairement les hernies, sans découvrir de tumeur ou de sensibibilité nulle part. La malade fut saignée; on lui prescrivit des pilules de calomel et d'opium et une mixture de rhubarbe. L'estomac n'en put rien garder. Les symptômes varièrent peu pendant le peu de jours qu'elle vécut et pendant lesquels on usa de différents purgatifs, d'injections, de fomentations et de vésicatoires. Elle mourut le cinquième jour dans des souffrances extrêmes.

Après la mort, le corps parut remarquablement maigre. La cavité abdominale ouverte, on remarqua qu'une portion d'intestin grêle était dirigée vers le trou obturateur du côté gauche, dans lequel une anse de l'iléon était engagée, formant une très petite hernie dont le volume n'excédait pas celui d'une muscade; à la partie supérieure et inférieure de l'ouverture, l'intestin était fortement enflammé et gangréné presque.

M. Wetherfield eut la certitude que cette malade avait éprouvé deux attaques de même nature, et que la première avait cédé sous l'effort seul de la nature ou peut-être aussi à l'usage des opiats et des frictions qui avaient pu déterminer par hasard la réduction des intestins. Il est digne de remarque que, dans les deux attaques, une violente douleur spasmodique s'était fait sentir le long de la cuisse dans la direction du nerf obturateur. M. Wetherfield a pensé depuis que s'il avait eu connaissance de la hernie et de sa situation précise, il aurait pu, sur un sujet aussi amaigri, réduire la tumeur en exerçant une pression sur le trou obturateur, après avoir placé le membre dans une situation favorable au relâchement des muscles qui recouvrent cette partie. (In thèse Vinson, Paris, 1844, n° 240, p. 124.)

OBSERVATION XXIV.

Traces d'une hernie obturatrice double. Deux sacs herniaires chez une femme âgée. (Extrait des procès verbaux des séances de la Société anatomique, bulletin n° 5, p. 134, juillet 1839.)

Sur une femme de 75 ans, M. Cruveilhier trouva une hernie ovalaire de chaque côté. Les deux sacs étaient vides, ce que M. Cruveilhier dit être le cas le plus ordinaire, de sorte qu'il serait porté à croire que, dans ces cas, la formation du sac précède l'introduction des intestins dans son intérieur. (In thèse Vinson, Paris, 1844, n° 240, p. 96.)

OBSERVATION XXV.

Hernies crurales et obturatrices existant simultanément du même côté chez un homme. (Observ. par M. Demeaux, *Bulletins de la Société anatomique*, n° 20, année 1839.)

La hernie crurale est formée par l'épiploon; ce genre de hernie a été si souvent et si bien décrit, que je me contenterais de la signaler sans quelques particularités remarquables. La partie herniée s'est échappée de l'abdomen, en dedans des vaisseaux fémoraux, sans pénétrer dans le canal crural...

La hernie ovalaire est une affection rare, par conséquent peu connue.

Voici ce que j'ai observé sur la pièce en question.

Examiné du côté du bassin, le sac est vide (il renfermait une anse d'intestin); l'ouverture qui lui a donné passage est considérablement agrandie; elle a 8 lignes de diamètre. Immédiatement au dehors du sac, on voit l'artère ombilicale qui croise le canal déférent un peu au-dessous du niveau de l'ouverture; ce dernier canal contourne le collet du sac, passe au-dessous de lui, et se distribue ensuite de la manière accoutumée. En soulevant le péritoine pour arriver jusqu'à l'ouverture, on voit, immédiatement en dehors de la hernie, le nerf obturateur accolé contre le sac; un peu plus bas, et encore un peu en dehors, on voit l'artère obturatrice, et enfin, encore en bas et un peu en dedans, on voit la veine du même nom. Examinés hors du bassin, les rapports ne sont pas les mêmes : immédiatement en bas, on aperçoit le nerf; l'artère se trouve tout à fait en dedans, la veine se trouve directement en haut. Il résulte de cette disposition que les vaisseaux et le nerf contournent la hernie en décrivant autour d'elle une demi-spirale.

Le sac herniaire, arrivé à la partie supérieure et interne de la cuisse, s'applique immédiatement, après sa sortie du bassin, sur le bord supérieur du muscle obturateur externe, et se loge dans une masse de tissu cellulaire assez abondante dans cette région. Si on l'examine dégagé de ce tissu cellulaire, on voit qu'il est en rapport, en haut et en dehors, indépendamment des os, dont je ne parle pas, avec le muscle pectiné; en avant, il est recouvert par les muscles petit et moyen adducteurs qui sont appliqués presque immédiatement sur lui, et en dedans par le muscle grand adducteur. (In thèse Vinson, Paris, 1844, n° 240, p. 96.)

Observation XXVI.

Cas de hernie obturatrice du côté gauche, avec étranglement, chez une femme. Réduction spontanée de la tumeur. Guérison. (Par le Dr Frantz, de Genthin. *British and foreign medical Review on quaterly journal of practical medicine and surgery*, n° XXVIII, p. 556, octobre 1842.)

La malade était une femme forte âgée de 40 ans, que l'auteur de l'observation trouvà avec tous les symptômes d'une hernie étranglée et se plaignant d'une forte douleur à la partie interne et supérieure de la cuisse gauche. Cette douleur était survenue tout à coup et elle avait augmenté par paroxysmes survenant environ à dix minutes d'intervalle. Il n'y avait ni rougeur, ni chaleur, ni enflure de la partie. Mais en pressant avec le bout du doigt entre les muscles triceps et adducteurs de la cuisse, on causait une vive douleur. L'abdomen était légèrement douloureux. Cette femme avait eu longtemps une double hernie fémorale ; mais alors il n'en existait pas de traces. Trois ans auparavant, elle avait éprouvé exactement les mêmes accidents dont elle se plaignait en ce moment, mais elle avait été tout à coup soulagée en pressant sur le point malade, quelque chose, disait-elle, ayant paru rentrer dans le ventre en faisant un léger bruit. Depuis lors, les mêmes accidents s'étaient parfois représentés, mais moins forts, et avaient toujours été soulagés par une semblable pression, comme cela a lieu après la réduction d'une hernie. Dans ce moment, cependant, les accidents étaients plus violents; la saignée, les purgatifs, les pressions réitérées, et divers autres moyens furent employés inutilement. Le quatorzième jour les signes d'un étranglement s'étaient graduellement accrus, des vomissements stercoraux avaient lieu depuis le neuvième jour. La malade paraissait mourante, lorsque, à la surprise de tous, une évacuation spontanée de fèces eut lieu. A dater de ce moment la malade se rétablit lentement, mais plus tard sa guérison fut complète. (*Allgemeine medinische central Zeitung*, 27 avril 1842.) (In thèse Vinson, Paris, 1844, n° 210, p. 134.)

Observation XXVII.

Cas de hernie obturatrice. Point de détails. (A. Vinson.)

Dans le courant de l'année 1842, à la Faculté de Paris, un élève subissant son deuxième examen avait à préparer les muscles de la cuisse ; il fut fort surpris de rencontrer dans leur épaisseur et sortant par le trou ovalaire, une anse intestinale d'une longueur remarquable : il la respecta ; et, à l'épreuve anatomique, M. Blandin, qui était l'un des examinateurs, crut devoir faire remarquer aux élèves ce cas curieux de hernie obturatrice. (In Vinson, Paris 1844, n° 240, p. 95.)

Observation XXVIII.

Hernie obturatrice du côté droit chez une femme. Symptômes de péritonite et d'étranglement. Hernie soupçonnée, mais non reconnue. Mort. Détails anatomiques. (Observation recueillie par Vinson, à l'hôpital de la Charité, dans le service de M. Rayer.)

La nommée Lefebvre (Marie), âgée de 68 ans, sans profession, non mariée, est entrée, le 14 février 1842, dans le service de M. Rayer à l'hôpital de la Charité.

Cette femme raconte que la veille elle avait été prise subitement et sans cause appréciable, c'est-à-dire sans chute et sans effort de sa part, de douleurs et de coliques vives *dans tout l'abdomen*. Ces coliques dont la durée était continue, provoquèrent dans la nuit un vomissement de matières alimentaires seulement. Il y avait de la constipation depuis plusieurs jours. Plusieurs lavements avaient été administrés sans résultat.

Cette femme se décida à entrer à l'hôpital le soir même. La face était très altérée, grippée. La malade poussait des gémissements continuels : elle fixa de suite l'attention sur son ventre, qui était, en effet, distendu, ballonné, et très douloureux à la pression, dans toute son étendue. Le pouls à 70, assez plein et développé, ne parut point être celui d'une péritonite. On examina tout d'abord les différents anneaux aponévrotiques superficiels de l'abdomen, et sans y rien trouver. Cette femme, du reste, n'était point sujette aux coliques, et jamais elle n'avait éprouvé rien d'analogue aux accidents auxquels elle était en proie. Un cataplasme sur le ventre et un lavement purgatif furent ordonnés.

Le 15, à la visite, l'infirmière présenta un bassin à demi rempli de matières liquides qui avait été vomies la nuit par la malade, lesquelles par leur couleur et leur odeur, furent aisément reconnues pour être des matières fécales. L'occlusion des intestins était évidente ; mais à quelle cause fallait-il l'attribuer? M. Rayer examina avec beaucoup de soin l'ombilic, la ligne blanche, les anneaux inguinaux et cruraux, qui furent trouvés intacts.

Aucune tumeur ne vint indiquer le siège du mal. Dans la pensée d'un étranglement interne, M. Rayer insista beaucoup auprès de cette femme pour savoir s'il n'y aurait pas un point du ventre qui aurait été primitivement douloureux, et qui le serait maintenant plus que le reste. La réponse de la malade ne varia pas un instant : *Je souffre partout*, disait-elle, et au même degré. La pression sur tous les points du ventre n'amena pas d'autre résultat. Le pouls a conservé les caractères de la veille. — Boissons à la glace sur le ventre ; deux lavements purgatifs des peintres.

Le 16, il y avait eu la veille un vomissement abondant de matières fécales liquides. Rien n'est changé dans la position de cette malade. Les lavements ont été sans résultat. On les prescrit de nouveau.

Le 17, il y a eu dans la soirée une garde-robe très abondante, qui a produit un soulagement très marqué. Les vomissements n'ont pas reparu l'abdomen est toujours douloureux, mais beaucoup moins, dit la malade. — Continuation des boissons froides ; un lavement purgatif des peintres.

Le 18, les douleurs du ventre ont reparu avec une nouvelle intensité ; il y a eu des nausées, mais pas de vomissement. Pas de selles ; — 6 ventouses sur la paroi abdominale ; un lavement purgatif des peintres.

Le 19, les ventouses n'ont fourni que très peu de sang. La malade a vomi deux ou trois fois, mais seulement des boissons. Elle n'a pas eu de garde-robe. Ses plaintes sont continuelles, ses douleurs ont reparu avec une nouvelle intensité. Le ventre est toujours aussi développé et ballonné. Depuis hier, les traits de cette femme se sont extrêmement altérés. La peau est couverte d'une sueur froide. — Boisson à la glace ; cataplasmes.)

Le 20 même état, avec aggravation des symptômes généraux,

Le 21 un peu de délire. Mort dans la soirée.

Autopsie du cadavre. — On ne note point d'altération dans la *tête*, ni dans le *poitrine.* — *Abdomen* : Intestins grêles très distendus. Traces de péritonite.

On constate une hernie par le trou des vaisseaux obturateurs du côté droit. La hernie est étranglée. Elle est du volume d'un petit œuf de poule, et ne fait pas de saillie appréciable dans la région de l'aine.

La hernie est située au-devant du trou obturateur : elle est recouverte par le muscle pectiné. En arrière, elle s'appuie sur l'obturateur externe et la partie supérieure du petit adducteur; en dedans, elle est en rapport avec le moyen adducteur, qui forme en quelque sorte l'espace triangulaire dans lequel est logée la hernie. Pour arriver au sac, il eût fallu porter l'incision à la partie supérieure de la cuisse, en partant de l'épine du pubis, et en suivant le bord interne du pectiné, ou le bord du moyen adducteur, et pénétrer dans l'intervalle de ces deux muscles. La hernie avait une première enveloppe aponévrotique qu'on a facilement détachée des muscles voisins. Cette enveloppe adhérait de toutes parts au sac péritonéal. Après l'avoir enlevée on a trouvé à la partie inférieure du sac un appendice du volume d'un gros pois, et retenu par une adhérence avec les muscles; circonstance qui aurait empêché la réduction du sac.

En examinant la hernie par l'intérieur du bassin, on voit qu'elle est formée par une portion d'intestin grêle qui a poussé devant elle le péritoine. La hernie est sortie par la partie supérieure du trou sous-pubien, par le canal de l'artère et du nerf. Le ligament obturateur n'est pas éraillé. L'orifice qui donne passage à la hernie admettait à peine l'extrémité du petit doigt. Le bout supérieur de l'intestin est en bas et le bout inférieur en haut. Il y a une anse complète d'intestin avec une portion du mésentère.

Le nerf obturateur est au-dessous du collet du sac. L'artère obturatrice provient de l'épigastrique, descend derrière la branche horizontale du pubis, et arrive au canal par lequel elle doit sortir : elle se bifurque et embrasse par ses deux branches (la branche interne est la plus volumineuse) la partie supérieure du collet du sac, et un débridement, soit en dedans, soit en dehors, aurait divisé ces deux branches.

A l'extérieur du bassin, le nerf est placé au côté externe et antérieur de la hernie, au-dessous du pectiné. Une branche de l'artère, la branche externe, est entre la hernie et le pectiné.

Pour opérer sûrement, il aurait fallu pratiquer *le débridement en bas.*

En dedans, entre le pubis et le côté interne du canal qui donne passage à la hernie, il y a un intervalle de 4 centimètres 1/2.

La hernie suit un trajet oblique long de 5 centimètres environ. Le sac péritonéal ouvert, on a trouvé l'intestin partout adhérent par des lames celluleuses assez récentes. Ces adhérences étaient faciles à réduire et probablement assez récentes; elles étaient moins prononcées au collet du sac. La portion d'intestin comprise dans le sac herniaire était la fin de l'intestin grêle, 4 pouces à peu près avant son entrée dans le cæcum. L'anse intestinale mesurée dans le sac avait 5 centimètres de long (1 pouce 3/4). La mésentère coupé et l'intestin déployé, la longueur de la portion d'intestin engagée dans la hernie était d'un peu plus de 10 centimètres. Cette partie d'intestin n'offrait nulle part de points gangrénés; seulement, vers la partie convexe de l'anse intestinale, il y avait des points ecchymosés au-dessous de la membrane péritonéale. Cette partie convexe avait une couleur noirâtre, tandis que la partie convexe n'offrait ni ecchymoses, ni couleur morbide. Au collet du sac, le diamètre de l'intestin était de 148 millimètres, tandis qu'il était, à la partie moyenne de l'anse, de 3 centimètres. Le bout supérieur de l'intestin, avant son entrée dans le sac, distendu par des matières, avait plus de 4 centimètres de diamètre. L'anse intestinale ouverte, lavée, étalée, présentait inférieurement une injection qu'on ne remarquait pas sur l'intestin en deçà et en delà de l'étranglement. Les matières contenues dans l'intestin étaient jaunâtres et molles. La membrane muqueuse n'offrait ni ramollissement ni autres altérations, soit près, soit loin de l'étranglement.

Le sac herniaire ouvert et étalé avait 6 centimètres 1/2 environ de longueur, sur 5 centimétres 1/2 dans sa plus grande largeur, et 4 centimètres de circonférence à son collet. Par sa face interne, il adhérait à l'intestin dans la plus grande partie de son étendue, et il offrait plusieurs taches ardoisées. La face externe du sac, adhérente aux parties voisines, était couverte d'une couche de tissu cellulaire très épaissie. (In thèse Vinson, Paris, 1844, n° 240, p. 113.)

Observation XXIX.

Hernie obturatrice du côté gauche chez une femme très âgée. Symptômes d'étranglement. Mort. (King. *The London medical Gazette*, new. series. vol. 1, for the session 1842-43, p. 409.)

Mme V..., âgée de 76 ans, et mère de plusieurs enfants, s'était plaint pendant environ un an, d'une douleur dans l'aine gauche, dans le trajet du nerf obturateur, et de crampes dans la cuisse et la jambe gauches. Environ quinze jours avant sa mort, elle fut prise de douleurs dans la partie la plus inférieure de l'abdomen, de vomissements bilieux, de constipation et d'une obstruction complète du canal intestinal.

L'autopsie offrit les faits suivants : adhérences des bords les plus inférieurs du grand épiploon au côté de la vessie et au bord gauche du bassin. Hernie de l'intestin grêle à travers le trou obturateur, étrangéeentre l'os et le muscle obturateur, et commençant à suppurer. L'artère et le nerf sont placés derrière le sac ; inflammation aiguë de l'enveloppe de l'intestin grêle, mais sans lymphe ni épanchement. La préparation est déposée dans le musée de l'hôpital de Brighton. (In thèse Vinson, Paris, 1844, n° 240, p. 123.)

Observation XXX.

Hernie obturatrice du côté droit chez une femme très âgée. Etranglement. Hernie soupçonnée. Mort. Remarques anatomiques. (Observation communiquée par M. Manec, chirurgien en chef de la Salpêtrière.)

Une femme, âgée de 70 ans environ, éprouvait depuis quelques jours quelques légers troubles gastriques.

Le 23 juin 1844, elle eut une indigestion après avoir mangé une assez grande quantité de cerises ; le lendemain elle allait mieux, mais elle n'avait pas eu de selles.

Elle entre à l'infirmerie dans le service de M. Beau. Son état n'était pas grave et ne présentait pas d'indication immédiate, ce qui fit que le premier et le second jour aucune médication active ne fut employée.

Le 26. Aucune amélioration, l'anorexie persistait, la malade n'allait point à la selle ; 60 grammes d'huile de ricin : ce remède n'eut d'autre effet que d'amener des vomissements qui persistèrent toute la journée du lendemain.

Le 27. On diagnostiqua un étranglement interne sans que l'examen le plus minutieux pût en faire préciser le siège ; aucune tumeur n'apparaissait, ni sur la partie abdominale ni aux endroits où se font habituellement les hernies. Cependant, la pression développa de la douleur dans la partie inférieure de l'aine du côté droit. M. Manec, qui vit la malade, pensa avec M. Beau qu'il y avait peut-être soit une hernie interstitielle, soit un pincement entre quelque éraillure des fibres aponévrotiques ; on pensa à une opération, mais très vaguement, en raison de l'incertitude du diagnostic.

Le lendemain, l'état ne fit qu'empirer ; le samedi, 29, sixième jour de l'étranglement, la malade allait de plus en plus mal, les nausées sont continuelles, les vomissements les suivent bientôt ; la douleur de l'aine persiste, *et on remarque dans cette région une tumeur assez obscure.*

On la passa en chirurgie vers le midi; les vomissements continuèrent avec une nouvelle intensité, le pouls s'éteignit, la face pâlit, et enfin à trois heures de l'après-midi la malade succomba.

Autopsie. — Trente-six heures après la mort, cadavre très avancé; une incision cruciale pratiquée et les quatre lambeaux relevés, on aperçut facilement une anse intestinale appartenant à l'iléon engagée dans le trou sous-pubien qui donne passage aux vaisseaux et nerfs obturateurs: bout supérieur gonflé par des gaz; bout inférieur très rétréci; rouge à l'intérieur (rougeur cadavérique).

Il n'y avait aucune trace de péritonite. La pièce disséquée et examinée par la face antérieure nous présente une excavation en forme de losange de 3 pouces de longueur, étendue transversalement depuis l'épine du pubis jusqu'au bord inférieure de la cavité cotyloïde formée en haut par la face inférieur de la branche horizontale du pubis, en bas par le bord supérieur du muscle obturateur externe; au milieu se voit une tumeur arrondie, du volume d'une petite noix, brune, entourée de tissu cellulaire et graisseux qui y adhère. Elle sort par la gouttière obturatrice, écarte le bord supérieur du muscle obturateur externe et se porte un peu en dehors; les vaisseaux et nerf obturateurs sont à la partie interne de la tumeur. C'est le sac herniaire en dedans: la pièce présente l'orifice du sac; il est arrondi, parait entouré d'une bride fibreuse circulaire; il peut admettre une plume à écrire du plus gros calibre, et se dirige un peu en dedans, et pourtant le canal sous-pubien paraît être un peu redressé, c'est-à-dire plus direct. Le péritoine est parfaitement sain autour de cet orifice; il ne présente aucune éraillure, aucune perforation; il a été poussé peu à peu par les progrès de la hernie.

La portion d'intestin étranglée appartient à l'iléon, l'étranglement occupe toute la circonférence de l'intestin, mais le mésentère ne s'engage point dans le col du sac; la portion étranglée semble faire saillie au delà du reste de la circonférence de l'intestin, de manière à simuler le diverticulum qu'on y rencontre quelquefois. La poche engagée dans le sac a peut-être deux à trois centimètres de long; elle est remplie de matières fécales, mais elle est peu désorganisée. (In thèse Vinson, Paris, 1844, n° 240, p. 121.)

Observation XXI.

Hernie obturatrice du côté droit. Invasion obscure. Diarrhée suivie de symptômes d'un obstacle au cours des matières fécales. Douleurs vives dans le flanc droit ballonné. Point de douleur à l'arcade crurale. (Observation recueillie par Vinson, dans le service de M. Rayer, à l'hôpital de la Charité.)

Marguerite Deschamps, âgée de 61 ans, fut placée le 12 octobre 1844, à l'hôpital de la Charité, dans le service de M. Rayer, salle Saint-Vincent n° 2.

Lorsque cette femme fut reçue à l'hôpital, on rapporta qu'elle était malade depuis six semaines, qu'elle avait perdu l'appétit, éprouvé de la fièvre, quelques nausées et une diarrhée très abondante. Elle allait huit ou dix fois à la garde-robe par jour, et s'affaiblissait sans cesse par ces évacuations répétées.

Le jour de son entrée, l'amaigrissement était considérable, la face blême, les yeux caves et abattus, la fièvre assez vive, la langue était sèche et fendillée ; la soif intense, le ventre aplati, indolent, les selles nombreuses.

Trois jours après l'arrivée de la malade, des vomissements parurent et persistèrent à l'état de vomissements bilieux pendant vingt-quatre heures, et changèrent ensuite de nature ; les matières rejetées devinrent jaunâtres, infectes, assez abondantee et ayant tout à fait le caractère des matières stercorales. A partir de ce jour, les selles s'arrêtèrent, la fièvre devint continue, la face était grippée, le ventre ballonné d'une manière inégale et douloureuse. Ce ballonnement existait dans *la fosse iliaque droite*, où l'on sentait une tuméfaction intense, sonore à la percussion, et bien circonscrite, formée par une partie de l'intestin ballonné. On rechercha s'il n'existait pas de tumeur aux ouvertures par lesquelles se forment les hernies, sans en découvrir. La malade n'accusait aucune douleur au pli de la cuisse, et se plaignait de souffrir dans le ventre, surtout du côté droit distendu. (Bains de siège, sangsues, purgatifs.)

A ces derniers symptômes il avait été facile de reconnaître l'existence d'un obstacle au cours des matières ; mais bien qu'on eût exploré le pli de la cuisse, dans le but de rechercher s'il existait une hernie crurale, une hernie inguinale, et même une hernie du trou obturateur, le siège du mal resta indéterminé, et cela en grande partie à cause de l'absence d'une saillie évidente à la partie interne et supérieure de la cuisse, dans le joint où se forment les hernies. D'autres circonstances éloignèrent d'abord la pensée d'un examen plus minutieux de la région obturatrice : l'absence de la douleur dans cette région, et les renseignements fournis par la malade, qui n'accusait de douleurs *que dans le ventre*, et déclarait avoir eu de la diarrhée au début de la maladie.

Les vomissements de matières stercorales durèrent quatre jours et la malade succomba dans la nuit du 18 au 19 octobre.

J'en fis moi-même l'autopsie sous les yeux de M. Rayer, le 20 octobre à sept heures et demie du matin.

Aspect extérieur. — Femme vieille, médiocrement maigre, taille ordinaire, raideur cadavérique. En ouvrant la bouche, qui est fortement contractée, un flot de liquide jaunâtre, d'une odeur fétide, s'écoule abondamment. Marques récentes et nombreuses de sangsues à l'hypogastre. Le ventre n'est plus distendu vers la région de l'aine droite, un peu au-dessous de l'endroit où se forment les hernies crurales, on voit une légère saillie. Cette petite tumeur est distante de 4 à 5 centimètres de l'épine du pubis; elle est ronde, de la largeur d'une pièce de 1 fr.

La peau, incisée sur ce point, on trouve d'abord deux petites tumeurs du volume de ganglions lymphatiques enflammés. Après les avoir enlevées, j'agrandis cette première incision, je dissèque les muscles droit interne, droit antérieur, ainsi que les vaisseaux cruraux et la portion inférieure du psoas-iliaque. Le pectiné mis à découvert est soulevé et écarté supérieurement; je détache ce muscle de son insertion supérieure et le renverse; une tumeur noirâtre, dure en certains endroits, fluctuante dans d'autres, repousse l'obturateur externe qui s'arrondit sur elle. Le doigt appliqué sur ce muscle sent une fluctuation insolite. La saillie que cette tumeur fait au-dessus de l'obturateur externe est, à la première vue, du volume d'une noisette, ronde, inégale ; mais en abaissant ce muscle, et par une dissection plus complète, elle égale presque un petit œuf de poule.

On reconnaît que c'est un sac herniaire, surmonté de deux petites tumeurs enflammées, accolées sur sa surface antérieure. Le tissu de ces deux petites masses, examiné au microscope, fut reconnu par M. Rayer pour deux petits pelotons de tissu adipeux enflammés et adhérents au sac. Le sac lui-même était d'un rouge intense et livide.

Le nerf obturateur était situé à la partie externe du sac, la veine en dedans du nerf, et l'artère obturatrice en dedans de la veine. Le nerf était au côté externe du collet du sac; en passant sous le pubis, il s'étalait à la face externe et antérieure du sac à la manière d'un ruban. L'artère, d'un calibre extrêmement petit se divisait en deux branches qui embrassaient le collet du sac en passant, l'une au côté externe. l'autre au côté interne. La branche interne était plus volumineuse que la branche externe; cette dernière était, pour ainsi dire, ténue comme un fil. Dans ce sac. comme dans un autre observé par M. Rayer, on aurait dû débrider inférieurement, si la dilatation avait été insuffisante. La veine située au côté interne était du volume de l'artère ; quelques divisions veineuses rampaient sur la surface antérieure du sac. Le sac était couvert d'uneexpansion aponévrotique très fine et entouré de tissu cellulaire.

L'estomac était très distendu et d'un volume considérable. Il y avait une péritonite générale et du pus en nappe surles intestins. J'examinai avec soin tous les intestins. En tirant sur la partie supérieure de l'intestin grêle, on vit qu'une anse intestinale était engagée par la partie supérieure du trou ovale dans le canal sous-pubien. L'anse intestinale était dirigée à travers cette ouverture de dehors en dedans et de bas en haut. Lepéritoine était froncé au collet du sac. La partie supérieure de l'intestin était très distendue, violemment enflammée par de l'étranglement, et offrait quelques taches noirâtres. La partie inférieure, au contraire, avait un calibre au moins de moitié plus étroit ; elle était rougeâtre et marbrée de taches livides; les intestins offraient entre eux quelques points d'adhérences, dus à la péritonite générale.

Quelques points de la portion de l'iléon qui était au-dessus de l'étranglement se déchirent facilement et laissent écouler un liquide jaunâtre, analogue à celui que la malade à rendu par la bouche.

L'anse intestinale contenue dans le sac de la hernie fut tirée avec assez de peine; elle renfermait un liquide sanieux d'une fétidité extrême. Cette portion d'iléon ouverte, étalée et mesurée, avait une longueur de 9 centimètres 1/2.

L'orifice interne du *canal sous-pubien* laissait pénétrer le petit doigt avec une grande facilité; sa largeur était considérablement augmentée.

La longueur du sac était de 4 centimètres 1/2

Du même côté où existait la hernie, le péritoine offrait à l'anneau crural une sorte *d'infundibulum* ayant la forme d'un dé à coudre, et dont l'orifice était très dilaté. Le trou obturateur du côté gauche, examiné avec beaucoup de soin, n'a offert ni infundibulum, ni même aucune dépression: une sonde d'un très petit calibre ne saurait s'engager dans le canal des vaisseaux obturateurs de ce côté.

Tous les intestins examinés au-dessus et au-dessousde la hernie n'offrent ni étranglement, ni rétrécissement, ni intus-susception. La partie intestinale située au-dessus de l'étranglement était, comme je l'ai dit, très distendue. Le péritoine offre dans plusieurs points des arborisations rouges. Le foie était sain, mais il adhérait avec l'intestin dans quelques points; la rate et les reins étaient sains; le thorax, les poumons, le cœur sont dans l'état sain. (In thèse Vinson, Paris, 1844, nº 240, p. 117.)

B

Observation I.

Extirpation d'une tumeur énorme compliquée d'une hernie ovalaire et d'une hernie sciatique, par le Dr J.-G. Olivarès, professeur au Collège de médecine pratique de l'Université de Santiago. (*In Journal de chirurgie de Malgaigne*, t. III, 1845, p. 340.)

Dona Theresa Moarez y Campos, âgée de 36 ans, nerveuse, mariée sans enfants, a joui d'une santé régulière jusque vers 10 ou 11 ans époque à laquelle, sans cause connue autre qu'un léger effort pour ramener une caisse, il se présenta une petite tumeur, de la grosseur d'un œuf de pigeon, à la partie externe et au côté gauche de la vulve. La malade, n'éprouvant aucune incommodité de ce mal, le vit alors avec indifférence ; elle se maria, et continua ses occupations habituelles, en observant seulement que la tumeur croissait peu à peu. Au bout de quatre ans elle avait acquis le volume d'une tête de fœtus à terme ; en même temps cette femme découvrit sur la fesse du même côté une autre tumeur à peu près comme une orange : les deux tumeurs tendaient à se confondre en une seule.

On consulta un médecin ; mais, retenue par des scrupules qu'on ne sut pas ou qu'on ne put pas vaincre, la malade prit la résolution extrême d'endurer ses souffrances, espérant une mort certaine. Six ans se passèrent ainsi pendant lesquels la tumeur fit de plus grands progrès que dans les quatre premières années. Marchant avec une grande peine, la malade passait la plus grande partie de sa triste vie dans son lit ou allongée sur un canapé, et voyait sa santé se détériorer tous les jours. Il y a dix mois qu'une fièvre éruptive la cloua au lit sans bouger pendant cinq semaines ; vers la fin, la partie inférieure de la tumeur s'ulcéra, l'ulcération gagna en profondeur et commença à donner une abondante suppuration, ce qui affligea beaucoup la malade et le mari. Sept mois après, les choses étant toujours dans le même état, on fit appeler le Dr Olivarès, qui, après avoir pris connaissance des antécédents, parvint à faire taire la pudeur et put examiner les parties. Quelle ne fut pas sa surprise lorsqu'il vit pour la première fois une tumeur qui remplissait tout l'espace qu'il y a entre les cuisses écartées et descendait jusqu'aux genoux ! Il ne cacha pas son étonnement à la malade qui lui dit avec naïveté qu'il n'avait pas encore tout vu et qu'il y en avait autant aux fesses. Le

Dr Olivarès pensa à première vue, qu'une masse aussi volumineuse ne pouvait être formée que par la matrice, et il chercha son orifice ou celui de la vulve; ne trouvant rien, il fit mettre la malade debout pour rendre l'examen plus facile: dans cette position la tumeur descendait jusque près des malléoles. Convaincu de l'inutilité de ses recherches pour découvrir une ouverture quelconque, il fit reprendre le décubitus dorsal, ayant la précaution de placer deux coussins sous les lombes pour tenir les cuisses élevées ; il embrassa, autant que possible, la tumeur avec les deux mains, et, tirant sur elle, l'entraînant de côté et d'autre, il finit par découvrir la vulve, située à droite et à la partie supérieure de la masse pathologique. Un doigt introduit dans le vagin arrivait jusqu'au col de l'utérus, et donnait l'assurance que la proéminence formée par la tumeur du côté du vagin s'arrêtait au deux tiers inférieurs de ce conduit. Le toucher rectal montra l'intestin libre. L'urine et les matières fécales sortaient sans difficultés. Enfin on délimita clairement cette tumeur, de forme irrégulière, douce au toucher en arrière, rugueuse en avant, où elle offrait l'aspect de faisceaux musculaires de la membrane charnue de l'utérus dans l'état de gestation. A l'union des deux tiers antérieurs avec le postérieur, un septum marquait la séparation primitive des deux tumeurs. Elle était adhérente depuis le bord supérieur du pubis du côté gauche jusqu'à l'épine iliaque postérieure; la grande et la petite lèvre avaient disparu dans la distension excessive qu'elles avaient supportée.

On reconnaît ies parties à différentes reprises, et après un mûr et minutieux examen, on se prononça pour un lipome, ayant des racines plus profondes dans certains points que dans d'autres, s'étendant jusqu'au trou ovale, plus étroit dans ses deux tiers antérieurs, plus large dans le postérieur et occupant toute la fesse.

Aucun moyen thérapeutique ne pouvait guérir la malade qui désirait ardemment être débarassée de cette cruelle infirmité. Seule, une opération difficile, dangereuse et hardie, pouvait la tirer de l'état pénible dans lequel elle se trouvait. Mais aux grandes difficultés et aux risques de l'opération venaient se joindre un tempèrament éminemment nerveux, une santé déteriorée par de longues souffrances et par le détournement des sucs nutritifs au profit de la production morbide, et un moral abattu.

Il arriva un moment où l'on crût pouvoir sauver la malade et pratiquer l'opération. Cette résolution fut affermie par les instances vives et réitérées de la patiente et du mari, et l'extirpation de la tumeur eût lieu le 20 novembre dernier. (1844).

La malade fût placée sur une table, comme pour l'opération de la taille par le bas appareil, le bassin plus élevé que le reste du corps On fit deux incisions semi-elliptiques, de manière à circonscrire les deux tiers antérieurs de la tumeur, en conservant assez de peau pour former la grande lèvre de la vulve ; on disséqua les lambeaux jusqu'à la base pour arriver aux adhérences les plus profondes. Aucune difficulté ne se présenta dans ce premier temps, si ce n'est qu'on devait suspendre l'opération à chaque instant pour lier les nombreux vaisseaux divisés ; mais, arrivé sur la fosse ovale, on dût s'arrêter, parce que la tumeur adhérait à une anse intestinale herniée et sortant par le trou obturateur. On sépara, par une dissection minutieuse et lente le sac herniaire ; on le réduisit, et un aide fut chargé de le mainte-réduit jusqu'à la fin de l'opération. Les vaisseaux obturateurs qui avaient acquis un volume considérable, furent liés. On circonscrivit par deux autres incisions obliques le tiers postérieurs de la tumeur, tout en conservant assez de tégument, pour maintenir sans violence les deux lèvres de la plaie rapprochées.

Après avoir disséqué les lambeaux, au moment de séparer la tumeur, pendant qu'un aide tirait sur elle avec force, et lorsque le chirurgien se croyait, à bon droit, à la fin d'une opération qui durait déjà depuis deux heures, une grande portion du paquet intestinal contenue dans un sac, se présenta en dehors de l'échancrure sciatique, adhérant fortement à la tumeur. Sans laisser paraître la moindre inquiétude, l'opérateur se mit en devoir de diviser les adhérences, en faisant porter le tranchant du bistouri plutôt sur la tumeur que du côté du sac, et il parvint heureusement à enlever, sans autre obstacle, cette grande masse. Immédiatement on lia les vaisseaux divisés dans ce dernier temps. En voyant cette vaste surface complètement débarassée, on pût juger assez bien des dangers que l'on avait évités, et que l'on eût déclarés insurmontables si on les eût prévus avant de commencer l'opération. Les parties nettoyées et scrutées avec soin, pour être pleinement convaincu qu'il ne restait rien de ce qui devait être enlevé, on vit distinctement la tumeur herniaire qui sortait par l'échancrure sciatique, et on la réduisit aisément en la saisissant avec la main disposée en forme de cône ; l'ouverture était assez dilatée pour permettre d'y entrer toute la main jusqu'au poignet, particularité digne d'être notée. La pression ayant cessé, la hernie se reproduisit, et on la laissa ainsi pendant tout le temps nécessaire pour ranimer la malade et pour s'assurer que tous les vaisseaux capables de donner du sang avaient été liés.

L'opérée étant un peu remise, et après une demi-heure d'attente, on procéda au pansement de la manière suivante : pour soutenir le paquet intestinal hernié par l'échancrure sciatique, on pratiqua dipoints de suture entrecoupée, à la distance de 4 lignes l'un de l'autre; le reste de la plaie fût recouvert d'un linge fénétré enduit de cérat, et de plusieurs compresses par dessus ; de la charpie, une compresse longuette en plusieurs doubles, une serviette entre les cuisses, un bandage de corps avec scapulaire, complétèrent l'appareil. La malade fût portée dans son lit : on lui administra 12 gouttes de laudanum liquide de Sydenham dans une demi tasse de bouillon et on ordonna une mixture antispasmodique à prendre par cuillerées.

De grands désordres nerveux se manifestèrent les premiers jours ; la malade était dans un état triste et affligeant; néanmoins la plaie présentait un bon aspect, et aucun des organes du ventre ne donnait de signes d'inflammation. Il y eût de fréquentes envies d'uriner et d'aller à la selle : un ou deux jours on fût même obligé d'extraire l'urine avec la sonde ; mais c'était plutôt l'effet de l'inflammation de l'urèthre que de la vessie.

Du onzième au vingtième jour, les symptômes nerveux continuèrent, mais avec beaucoup d'amélioration. La plaie marcha rapidement vers la cicatrisation, qui fut complète le quarante-et-unième jour après l'opération. Après trente-et-un jours, c'est-à-dire le 21 décembre, la malade se leva tous les jours, sans avoir éprouvé d'autres symptômes que ceux qui suivent une grave maladie et un séjour prolongé au lit. Aujourd'hui elle est à ses occupations, comme si elle n'avait jamais souffert; néanmoins elle conserve un bandage pour soutenir la cicatrice et empêcher la descente des intestins; il en sera ainsi jusqu'à ce que la cicatrice ait acquis assez de force et de solidité pour servir seule de soutien. (Clinique de Montp.; trad. de la *Gazette médicale* de Madrid.)

Observation II.

Hernie étranglée du trou ovalaire. Diagnostic. Réduction par le taxis. (Par le Dr Rœser, à Bartenstein. In *Archiv. fur Physiologische Heilkunde*, 3e cahier trimestriel, 1843.)

Hoffmann (de M.), âgée de 30 ans, grosse paysanne, d'un teint fleuri, accouchée il y a deux ans et dix ans auparavant, souffrait depuis six ans, à des intervalles éloignés, de douleurs vives à l'estomac, accompagnées de renvois, qui se déclarèrent subitement sans cause connue, et se propagèrent à tout le ventre, principalement autour de l'ombilic, persistaient pendant plusieurs heures pour disparaître le plus souvent après quelques vomissements.

Le 16 février 1846, elle eut des douleurs subites à l'estomac et autour de l'ombilic; au bout de quelques heures, les vomissements survinrent ; mais cette fois les crampes ne disparurent pas.

Le 17 au soir, on pratiqua une saignée ; on donna 2 onces d'huile de ricin qui ne produisirent pas de selles, puis de la morphine.

Le 18 au matin, M. Rœser vit la malade pour la première fois ; vomissements pendant la nuit sans soulagement ; douleurs au ventre, principalement à l'ombilic et au-dessous ; sentiment de brûlure trés-vif à l'estomac; urine brûlante, rare, nulle depuis douze henres ; décubitus latéral impossible, à cause des douleurs du ventre. Lorsqu'on mit la malade sur son séant, elle accusa une vive douleur dans les intestins, qui sont tiraillés en avant, et ce n'est qu'avec des aides qu'on parvint à la recoucher sur le dos ; figure rouge ; soif modérée ; langue blanchâtre, humide ; ventre un peu tuméfié, au reste mou, sensible au toucher principalement autour de l'ombilic et à l'épisgraste, présentant des inégalités produites par des portions d'intestins distendues ; pouls subfréquent, pas dur ; sonorité partout claire, tympanique, même dans la région hypogastrique, quoique l'urine ne fût pas rendue depuis douze heures.

Tous ces symptômes firent admettre une hernie étranglée ou une invagination des intestins ; quant à la première, on ne trouve pas de traces, aux sièges ordinaires, de ces sortes de tumeurs ; quant à l'invagination, elle ne fut pas admise, vu la distension uniforme du ventre, sans dureté ou étranglement partiel de quelques anses intestinales. Ce n'est qu'àprès avoir palpé la région pectinée qu'on fit ressentir une douleur en pressant sur le trou ovalaire gauche, tandis que le côté droit était resté insensible. Après s'être assuré de la direction de la branche horizontale et de la descendante du pubis à l'aide de la main gauche appliquée sur cette région, et avoir recherché dans l'angle formé par l'écartement des doigts la portion supérieure du trou ovale, M. Rœser trouva une tumeur du volume d'une noix, résistante et très douloureuse à la pression. La malade se souvint alors d'avoir ressenti déjà antérieurement des douleurs au même point lors de ses attaques de coliques et de vomissements.

La tumeur aurait pu être prise pour une glande ; mais elle était plus tendue, plus lisse et moins pâteuse, fuyant sous les doigts, et la pression occasionnait une douleur intérieure s'irradiant vers l'épigastre.

La percussion ne fournit aucun signe diagnostique à cause de l'épaisseur des téguments et la petitesse de la tumeur. Ainsi, on avait là une hernie intestinale du trou ovalaire. Après des efforts de taxis continué pendant une demi-heure, qui a occasionné les plus vives douleurs dans le bas-ventre et dans l'estomac, des éructations et des nausées, M. Rœser a été assez heureux pour réduire la tumeur. La femme fut aussitôt soulagée et eût une selle une demi-heure après. A l'examen de la région pectinéale, on trouva à la place de la tumeur une dépressiou profonde admettant le bout du doigt à l'endroit qui correspond à l'angle interne et supérieur du trou ovale gauche; à droite, cette dépression est à peine percepticle. On fit porter un brayer avec un col allongé et une petite pelote allongée qui s'appli qua parfaitement. (In *Gazette médicale de Paris*, 1847, n° 6, p. 110).

Observation III.

Hernie obturatrice étranglée, par M. Hewett. (In *The Lancet*, 1847).

Un homme âgé de 67 ans fut reçu à l'hôpital de Saint-Georges avec les symptômes d'un hernie étranglée. Il dit qu'il portait une hernie dans l'aine gauche depuis sept ans, et qu'il avait été dans l'habitude de la contenir avec un bandage. Quatre jours avant son entrée, l'intestin glissa derrière la pelote et se porta en bas, accident qui fut suivi de douleurs intenses dans le ventre. Il réussit cependant à réduire lui-même une partie de la tumeur, du volume d'un œuf de pigeon, et le lendemain un chirurgien acheva de faire rentrer le reste. Lors de son entrée, on ne put sentir aucune tumeur dans l'aine gauche; mais le malade était dans un état fort grave. Il y avait des vomissements stercoraux, du hoquet, etc., mais sans douleur ni sensibilité dans aucune partie de l'abdomen. On donna des lavements, puis le calomel et l'opium, sans aucun avantage. Comme une petite tuméfaction se faisait obscurément sentir le lendemain dans l'aine gauche, on fit dans cette région une incision qui mit à découvert une petite tumeur dure, située près de l'*anneau abdominal externe* (*sic*), lequel était large et entièrement libre. Les symptômes allèrent en augmentant, et le malade succomba deux jours après son entrée.

A l'*autopsie* on trouva dans l'aine gauche un ancien sac herniaire du volume d'une petite noix. Ce sac, entièrement vide et flasque, fut suivi à travers l'anneau jusque dans l'abdomen, où son ouverture de communication avec le péritoine pouvait à peine admettre une plume. Les circonvolutions de l'intestin grêle étaient d'un rouge sombre; mais le péritoine n'offrait nulle part de traces d'inflammation. Après un examen attentif, on découvrit une anse d'iutestin grêle passant à travers le trou obturateur gauche, où elle était étroitement fixée. Après avoir retiré l'intestin, on remarqua qu'il avait subi un étranglement dans les deux tiers de sa circonférence, ce qui y produisait l'apparence d'un diverticulum. La portion étranglée avait sa texture normale, mais était d'une couleur livide; elle était située à 8 pieds de la valvule iléo-cæcale. Le canal intestinal offrait une grande dilatation au-dessus, et un resserrement non moins marqué au-dessous d'elle. Le sac avait la même coloration; sa capacité était égale au volume d'une grosse noix. Il était placé au côté externe des vaisseaux et nerf obturateurs. Une grosse branche de l'artère obturatrice entourait en grande partie son col. La totalité du sac herniaire était au-dessous de l'obturateur externe, entre lui et le ligament obturateur, les fibres de ce muscle étaient épanouies sur la surface du sac. Son ouverture de communication avec le péritoine recevait aisément le bout du doigt indicateur. (In *Gazette médicale de Paris*, 1848, n° 4, p. 71.)

OBSERVATION IV.

Hernie obturatrice (Observation de), simulant l'étranglement interne et pour laquelle on a pratiqué la gastrotomie, par le Dr J. Hilton, chirurgien du Guy's Hospital. (*London medico-chirurgical transactions*, t. XXXI, p. 323, 1848.)

Une dame de 36 ans, faible et délicate, avait présenté, au mois de septembre 1847, des accidents consistant en des vomissements et de la constipation, qui avaient disparu en quatre ou cinq jours, sous l'influence de quelques purgatifs, de l'application de sangsues et de cataplasmes au niveau du siège de la douleur, c'est-à-dire sur l'aine droite, au-dessus du ligament de Poupart. Depuis cette époque, elle avait souvent éprouvé quelques phénomènes spasmodiques du côté de l'intestin; la constipation était presque continuelle. Le 20 janvier dernier, les vomissements reparurent; on chercha vainement des traces de hernie. L'abdomen était peu sensible et peu distendu. Cependant les vomissements continuèrent, et bientôt ils amenèrent des matières fécales. La malade était dans cet état depuis onze jours lorsque M. Hilton fut appelé. L'haleine exhalait une odeur fétide de matière fécale; le ventre était mou, peu sensible, peu distendu. L'abdomen était sonore partout si ce n'est au-dessous de l'ombilic. La surface de l'abdomen était remarquablement rétractée, sous l'influence des contractions spasmodiques et ondulatoires de l'intestin. Cet état se reproduisait à de courts intervalles. Les vomissements étaient toujours féculents et fétides; il ne pouvait y avoir aucun doute sur l'existence d'un obstacle au cours des matières, et cet obstacle devait exister vers l'intestin grêle, puisque le colon pouvait loger trois pintes de liquide sans difficulté, et que, d'un autre côté, les vomissements étaient survenus d'une manière si rapide après le début des accidents. Dans un état de choses aussi grave, M. Hilton crut devoir proposer la gastrotomie, qui fut acceptée par la malade et par sa famille. Après l'avoir préalablement endormie par le chloroforme, il pratiqua une incision sur la ligne médiane, à partir de l'ombilic jusqu'au pubis, ouvrit avec soin le péritoine dans toute cette étendue, et aperçut les circonvolutions de l'intestin déjà couvertes de fausses membranes. La main fut introduite dans la cavité abdominale et ne trouva rien. L'auteur crut alors devoir élargir l'ouverture en haut et à gauche au delà de l'ombilic, dans l'étendue d'environ 1 pouce. En séparant le côté gauche du colon de l'intestin grêle, il rencontra quelques anses intestinales, pâles, rétractées et vides; il s'aperçut que l'une d'elles pénétrait dans le trou obturateur du côté gauche; puis, à l'aide de tractions douces et d'une pression assez ferme, exécutée sur la partie supérieure de la cuisse, il parvint à ramener l'anse intestinal herniée, qui avait une couleur brune, mais qui n'était ni gangrénée, ni déchirée. Les bords de la plaie furent réunis par des points de suture. Les accidents ne se suspendirent pas; la péritonite continua sa marche, et la mort eut lieu dans la nuit.

Les traces de péritonite étaient des plus évidentes; toute la moitié inférieure de la cavité abdominale était fortement enflammée (la circulation intestinale s'était toutefois établie, puisqu'il existait des matières féculentes dans le cœcum et dans le colon droit). La portion intestinale étranglée, qui pouvait avoir un demi-pouce de long, était facile à reconnaître à sa coloration rouge foncé. Le trou obturateur du côté gauche, par lequel l'intestin avait passé, pouvait facilement loger le petit doigt; son rebord aponévrotique était encore très résistant, et du côté du péritoine on distinguait une adhérence filamenteuse de fibrine, qui avait dû servir à retenir l'intestin dans sa position anormale. Du côté droit, le trou obturateur était plus large que du côté gauche; mais on n'y voyait aucune trace d'inflammation. En disséquant avec soin les enveloppes de la hernie, on trouva, après avoir enlevé le pectiné, le long et le court adducteur, une lame aponévrotique épaisse, qui recouvrait l'obturateur externe et le sac herniaire. Après avoir détaché cette couche aponévrotique, et l'avoir coupée en travers, on aperçut le fond du sac herniaire un peu épaissi et fortement adhérent à la surface inférieure de ce fascia, ayant perforé la partie supérieure du muscle obturateur. Ce muscle ne croisait le sac que dans une petite étendue, mais cependant assez pour être une cause d'étranglement. Le nerf obturateur passait en dehors du sac ainsi que l'artère, qui naissait immédiatement de l'iliaque externe.

L'artère et le nerf n'étaient pas en rapport direct avec le sac, mais bien avec une couche du *fascia transversalis*, qui avait accompagné la hernie dans sa formation. Il n'existait, sur aucun autre point de l'abdomen, aucune cause d'étranglement à laquelle on pût rapporter les accidents observés pendant la vie. (In *Archives générales de médecine*, t. XIX, p. 346, 4me série, 1849).

Observation V.

Cas de hernie obturatrice observé par Romberg. (In *Dieffenbach' Operative chirurgie*, b. ü, Leipzig, 1848).

Une femme, âgée de 50 ans, de faible constitution, mère de cinq enfants, vit apparaître il y a huit ans une hernie crurale en voulant soulever un lourd fardeau. Quoique le bandage herniaire qu'elle portait offrit une contention suffisante, de temps en temps survenaient des accès de coliques avec constipation, vomiturition, vomissements, dysurie, le tout accompagné de douleurs constrictives pénibles dans l'hypogastre. Ces douleurs se propageaient du côté interne de la cuisse droite où la malade avait souvent une sensation de crampes semblables à celles du mollet; elle était alors hors d'état de soulever sa jambe; c'était aussi parfois une sensation de contracture, comme dans l'engourdissement des membres. A la suite de moyens sédatifs employés contre les crampes et de fomentations chaudes, ces accès diminuaient. Des douleurs qui survenaient dans le bras gauche et du même côté dans la poitrine et qui augmentaient à chaque émotion morale confirmaient la supposition où l'on était d'une affection névralgique. L'usage du thé de Tissot se montra efficace. Pendant les deux dernières années, les accès de coliques firent défaut; néanmoins, la constipation persistait, et quand la malade se baissait ou quand, étant assise, elle voulait soulever les jambes, il lui arrivait souvent de se plaindre d'une sensation de pincement dans le bas-ventre.

Au commencement du mois de septembre (1846) les douleurs de coliques revinrent de nouveau, mais disparurent aussitôt après l'emploi des moyens ordinaires. Elles reparurent trois semaines plus tard à la suite d'une promenade. La douleur était obtuse; elle était caractérisée par une sensation de compression dans la région cæcale; elle augmentait médiocrement au toucher. La douleur était plus vive au côté interne de la cuisse droite et augmentait dans les mouvements de la cuisse. Avec cela, une constipation qui durait depuis quarante-huit heures, malgré des pilules purgatives, et de plus une sensation douloureuse toute particulière à l'épigastre. Pouls petit et tendu, donnant 96 pulsations. Dans les régions qui sont ordinairement le siège des hernies, on ne trouvait à l'examen rien de suspect. Les moyens sédatifs, les lavements répétés, qui étaient efficaces dans les accès précédents, restèrent sans effet.

Le lendemain des renvois fréquents, une sensation de défaillance vinrent se joindre à la constipation opiniâtre. La région mésogastrique était un peu ballonnée et donnait à la percussion un son tympanique, tandis que le cœcum résonnait moins qu'à l'ordinaire. Au troisième jour, il n'y avait plus de doute sur la complication d'une gangrène de l'intestin ; la pointe du nez et la langue devenaient froides, ainsi que les mains et les pieds ; le pouls devint fréquent (120 pulsations), petit, intermittent ; la peau perdit sa coloration et un pli cutané fait sur le cou resta longtemps sans s'effacer. Envie constante de boire des boissons froides. Il faut ajouter à cela une douleur atroce dans le creux épigastrique, telle, au dire de la malade, que si la vie allait s'en aller. Somnolence avec paupières ouvertes et le globe de l'œil tourné en haut ; constipation incessante vomissements de matières bilieuses, météorisme avec douleur moyenne du ventre. La sensation douloureuse de la cuisse cessa. Au quatrième jour survinrent un froid glacial des parties extrêmes, un pouls filiforme intermittent, des vomissements de matières féculentes, et, dans la nuit, une perte de connaissance et la mort.

Autopsie, 28 heures après la mort. — Des parties isolées de l'intestin grêle présentent à leur face externe une rougeur ; la muqueuse correspondant à ces points est intacte. La partie inférieure de l'iléon, à peu de distance du cœcum, formait un angle aigu avec le trou obturateur du côté droit. Une petite anse intestinale de la longueur d'une phalangette pénétrait par le trou de la membrane obturatrice et devenait visible extérieurement après l'ablation du muscle obturateur externe et du pectiné. Elle était étranglée par la membrane fibreuse de telle sorte qu'une forte traction ne put la faire rentrer dans la cavité abdominale. Ce ne fut qu'après l'incision de la membrane qu'elle fut affranchie, mais néanmoins elle restait encore en partie.

Après l'incision du sac herniaire épaissi, une petite quantité de liquide s'écoula. Les parois intestinales étranglées étaient considérablement épaissies ; la muqueuse avait une couleur noirâtre ; le calibre de la portion étranglée était complètement obstrué de telle sorte qu'une sonde très fine ne pouvait y passer. La partie voisine de l'iléon qui se dirigeait vers l'estomac était, dans une circonférence de trois pouces, d'une couleur livide; la muqueuse gangrenée présentait une sorte de bouillie; la couche musculeuse était pareillement dégénérée; la séreuse était intacte. Quelques ganglions mésentériques, correspondant à la partie gangrenée de l'intestin, étaient tuméfiés. A l'endroit de l'ancienne hernie se trouvait le grand épiploon ayant la forme d'un cordon solide adhérent au bord postérieur du ligament de Poupart gauche, sans pénétrer dans le canal inguinal ou le canal fémoral. Le colon ascendant était soudé au péritoine de la paroi latérale de l'abdomen par d'anciennes et larges adhérences transparentes.

Observation VI.

Abcès de la cuisse communiquant avec l'intestin et simulant une hernie obturatrice. (King's College Hospital, in *Medical Times and Gazette*, 1850, vol. XXI, p. 237 et 277.)

L'autopsie d'un cas de ce genre a été faite, il y a quelque temps, à l'hôpital de King's Collège, et, comme elle présente diverses particularités intéressantes montrant les difficultés éventuelles que peut présenter le diagnostic dans ces affections, nous allons faire connaître avec quelques détails l'observation antérieure du malade, ainsi que les faits observés à l'autopsie.

Il s'agit d'un homme mince, maigre, d'habitudes actives et suffisamment régulières, exerçant la profession de plâtrier et âgé d'environ 53 ans. Il se présente la première fois avec des symptômes d'étranglement herniaire le 11 novembre. Il paraît qu'il était atteint de hernie inguinale du côté droit depuis vingt ans et du côté gauche depuis environ cinq ans. A cette époque il commença à porter un bandage double qui réduisait bien la hernie droite, mais qui laissait quelquefois glisser la hernie gauche. Il la faisait rentrer facilement. Il y a huit jours, il commença à éprouver une sensation pénible et bizarre qui descendait dans l'intérieur de la cuisse gauche et qui paraissait supprimer les mouvements volontaires. L'examen de la hernie du même côté montra qu'elle avait glissé sous le bandage et qu'elle était excoriée et douloureuse. Des vomissements se manifestèrent; ils furent sérieux, fréquents et très pénibles. La veille, le malade avait été à la selle facilement et sans efforts. Il ne prit aucun médicament, ne demanda aucun conseil médical, mais il essaya lui-même sans succès de réduire la hernie. Les symptômes s'aggravant, il se présente à l'hôpital. M. Ellin, le chirurgien interne, trouva chez lui, du côté gauche, une hernie inguinale oblique pénétrant dans le scrotum. Cette hernie était très sensible au toucher, mais sous l'influence du taxis, elle ne tarda pas à rentrer dans l'abdomen et le malade parut très soulagé. Le bandage fut réappliqué et le malade rentra chez lui. Mais le soir l'intestin sortit de nouveau et les vomissements et la douleur ayant reparu, il fut admis à l'hôpital. La hernie fut encore facilement réduite et on administra un lavement d'huile de ricin et de gruau. Les vomissements et la douleur continuèrent pendant les deux jours suivants, pendant lesquels on administra des lavements dont la quantité totale s'élevait à près de dix pintes. Il n'y eut guère plus d'une pinte de rendue le soir du second jour. Elle était accompagnée d'une petite quantité de matières. Après cette évacuation, les douleurs atroces de la cuisse et les vomissements diminuèrent considérablement et le malade parut calme et tranquille. Parmi les matières vomies, quelques-unes avaient une odeur stercorale. La langue était couverte d'un enduit blanc, épais; le pouls légèrement accéléré, la peau chaude. Le malade affirmait qu'il urinait librement depuis le début de l'attaque.

14 novembre. Actuellement on ne découvre de tumeur herniaire ni à droite ni à gauche. Mais les anneaux inguinaux externes sont dilatés, et quand le malade est assis dans son lit et qu'il tousse, on sent la tumeur à chacune des impulsions données par la toux. Il y a du tympanisme abdominal, mais pas de sensibilité à la pression. Mais le malade souffre beaucoup lorsqu'on presse sur le trajet des vaisseaux fémoraux dans les deux tiers supérieurs de la cuisse gauche et particulièrement au niveau de l'anneau crural. Il n'y a ni rougeur ni gonflement. On prescrit toutes les deux heures deux drachmes de sulfate de magnésie.

Le 16. Les vomissements qui avaient paru tout d'abord amendés par le médicament, lequel avait provoqué avant-hier une évacuation abondante, ont reparu hier soir. Le malade se plaint encore de douleurs vives dans la région crurale et l'on sent une légère saillie et un peu de tuméfaction juste au-dessous de l'extrémité interne du ligament de Poupart. Celui-ci est très sensible au toucher et il ne paraît pas être diminué par la pression. Les ganglions superficiels sont légèrement augmentés de volume. On prescrit des fomentations sur la cuisse. On continue le médicament et on renouvelle les lavements.

Le 17. Il y a eu des selles abondantes hier après le lavement. Pendant la nuit, il y a eu deux attaques de vomissements assez sérieuses. Les matières vomies avaient une teinte bilieuse. Le malade se plaint beaucoup de pincements et de constriction dans l'abdomen, ainsi que de douleurs et de sensibilité au toucher dans l'aine. La langue est recouverte d'un enduit épais et blanc; l'appétit est mauvais; le pouls est fréquent.

Le 19. Le gonflement que l'on pouvait tout juste constater, il y a trois jours, augmente d'une façon évidente. Il existe une élevure unie, tendue, élastique, paraissant située au-dessous du fascia et des muscles adducteurs. Elle est très sensible quand on la touche et quand il la remue, et, à sa surface, on trouve quelques ganglions augmentés de volume. Le malade se plaint de faiblesse, d'insomnie et d'impossibilité de prendre des aliments. Les vomissements n'ont pas reparu depuis la nuit du 16. Le malade va librement à la selle et l'abdomen est moins gonflé qu'il ne l'avait été depuis quelques jours. La sensation de pincement et de constriction a disparu; la langue est très sale; la quantité d'urine rendue est normale.

1er décembre. Le gonflement de l'aine a augmenté et il s'étend plus bas le long de la cuisse; il est plus mou et moins douloureux. Le malade se plaint de douleurs et d'excoriations au niveau des fesses et du dos, qui tiennent probablement à la position dans laquelle il est couché. Il dort mal et n'a pas d'appétit. Les selles sont régulières, la miction facile. Il prend trois fois par jour une mixture contenant de l'acide nitrique et du quinquina. On lui met sur le dos un emplâtre d'amadou.

Le 8. Le malade se plaint de douleurs continuelles dans l'intérieur de la cuisse. Ces douleurs sont très vives pendant la nuit, mais elles diminuent pendant la journée. L'appétit s'est un peu amélioré sous l'influence du traitement et le malade dort mieux. Il continue à bien aller à la selle. Le pouls est plus ferme et moins fréquent.

Le 20. La tumeur est beaucoup moins douloureuse, mais les douleurs dans l'intérieur de la cuisse et dans l'articulation du genou sont souvent très vives. Par la pression, on arrive à diminuer le gonflement et alors, au même moment, on entend un bruit de gargouillement. Ce bruit est perceptible depuis quinze jours. L'urine est très colorée, assez rare et elle dépose des sédiments floconneux de lithate laissant sur le vase, au point d'affleurement, une raie rouge violet.

Le 26. Le malade paraît mieux et de meilleure humeur. Mais il se plaint de douleurs à la région postérieure de la cuisse. A ce niveau il y a de la rougeur et la région paraît indurée et œdématiée. La tumeur de la région antérieure de la cuisse augmente encore de volume; elle donne lieu à des douleurs lancinantes pendant la nuit et elle est plus élastique et nullement tympanique. On peut, comme auparavant, diminuer son volume par la pression, mais on cause alors au malade de vives douleurs. Il n'y a aucune impulsion appréciable quand on fait tousser le malade, bien que cette impulsion soit très nettement sentie aux deux anneaux inguinaux. M. Fergusson a pratiqué hier le toucher rectal sans découvrir aucune tumeur pelvienne. Le malade va bien à la selle ; la langue est propre, l'appétit meilleur.

5 janvier. L'œdème et la sensibilité à la pression descendent davantage le long de la cuisse. Quand on presse sur l'abdomen avec une main, l'autre restant appliquée sur la tumeur, on trouve que la distension de celle-ci est augmentée d'une façon très appréciable ; mais on reste dans le doute sur la question de savoir si son contenu est passé au-dessous du ligament de Poupart ou bien par le trou obturateur. La forme de la tumeur est celle d'une pyramide ayant sa base au pubis ; elle est plus superficielle qu'auparavant. On applique un spica et on donne une potion contre la toux qui gêne beaucoup le malade.

Le 17. Le bandage a d'abord causé quelque soulagement, mais par la suite ayant été plus serré, il a causé une gêne considérable si bien que le malade refuse de le porter plus longtemps ; le mouvement fébrile a disparu. M. Fergusson, à sa visite d'aujourd'hui, a fait dans la tumeur une ponction exploratrice avec un trocart et une canule. Elle a donné issue à plusieurs onces de pus jaune, clair, et à beaucoup de gaz fétides. L'écoulement augmentait quand on comprimait la tumeur et ne variait pas quand on comprimait l'abdomen.

Le 22. Il n'y a pas eu d'écoulement depuis le jour où l'on a fait la ponction, l'ouverture s'étant fermée directement. Le malade maigrit et s'affaiblit, mais les autres symptômes restent les mêmes. L'abcès s'étant de nouveau rempli, M. Fergusson a enfin jugé utile de l'ouvrir ; ce qui fut fait en incisant largement les téguments ainsi que le fascia superficiel, mettant ainsi à nu le *fascia lata* qui parut mince, mais qui, ayant été soigneusement soulevé et incisé sur une sonde cannelée, mit à jour le muscle grand adducteur qui était situé au-dessous de lui. On divisa alors ce muscle et on tomba alors sur la poche de l'abcès qui fut ponctionnée et qui donna issue à une quantité énorme de pus mêlé à un liquide séreux et présentant une odeur horriblement fétide d'hydrogène sulfuré. Le doigt introduit dans l'ouverture y entrait profondément. On ne trouvait aucune communication avec l'abdomen au-dessous du ligament de Poupart ; mais il existait au niveau du trou obturateur une petite ouverture laissant pénétrer l'extrémité du doigt. On prescrivit des cataplasmes de farine de graine de lin.

Le 24. Le malade ne se plaint d'aucune douleur ; l'écoulement par la plaie est abondante, d'une odeur fétide, et manifestement fécal. Il n'y a pas eu de selles depuis l'opération. Le malade a perdu l'appétit ; il se sent très faible et il est très gêné par la mauvaise odeur de l'écoulement. On prescrit des cataplasmes de charbon.

Le 29. L'écoulement est fécaloïde depuis trois jours; il y a eu de la constipation jusqu'à ce matin. A ce moment un lavement administré a donné lieu à une évacuation de matières fécales dont aucune partie n'a passé par la plaie. Le malade ne souffre pas; mais il s'affaiblit et peut à peine avaler son beef-ten (thé de bœuf). Le Dr Todd qui l'a vu aujourd'hui a ordonné 8 onces de cognac et un grain d'opium trois fois par jour aussi bien pour diminuer l'état d'irritabilité du malade que pour lui procurer du sommeil.

Le 31. Le malade va manifestement plus mal; il est agité, irritable et ne dort pas. La face s'amaigrit, les traits s'amincissent, le pouls est faible et irrégulier; il n'y a pas d'évacuations par le rectum. Même traitement.

Le 7 février. Le malade est resté à peu près dans le même état depuis la dernière note prise. L'ouverture faite à la cuisse donne constamment issue à un écoulement fécal; ses bords sont enflammés et douloureux, et la peau qui l'avoisine est excoriée par l'écoulement. On prescrit de nouveau les pilules qui avaient été suspendues et l'on continue le reste du traitement. A partir de ce moment le malade baisse peu à peu, paraît complètement épuisé par l'écoulement et meurt le 14.

Autopsie. — L'examen fait après la mort montra, comme on l'avait prévu, un abcès communiquant avec l'intestin, notamment avec l'extrémité inférieure du jéjunum, laquelle était attachée par une inflammation adhésive et sous un angle un peu aigu au revêtement péritonéal de la région obturatrice gauche du bassin. L'intestin communiquait avec un abcès situé au-dessous du péritoine et se faisant jour hors de la cavité péritonéale par deux routes, dont l'une suivait comme l'artère et le nerf le trou obturateur, et dont l'autre occupait la partie supérieure de la grande échancrure sacro-sciatique.

Ces deux trajets se réunissaient en avant de la cuisse, formant un large sac sur le côté de l'obturateur externe et embrassant étroitement la capsule de l'articulation coxo-fémorale, qui d'ailleurs fut trouvée parfaitement saine. L'abcès était recouvert par les adducteurs et le pectiné. Un peu au-dessous de l'orifice intestinal, les plis de l'iléon étaient réunis par une lymphe adhésive comme s'ils avaient été réunis en masse dans une hernie. Dans le canal inguinal du même côté se trouvait un sac herniaire d'un volume considérable; le cæcum était distendu par des gaz et contenait des scybales de couleur claire. Le côlon transverse et le côlon descendant étaient fortement contractés, et le second était réuni à la masse de l'iléon dont nous venons de parler. La préparation a été envoyée au muséum de King's College.

Réflexions. — Cet homme, comme le montre l'observation ci-dessus, avait tous les symptômes de la hernie obturatrice que mentionne Chélius, et présentait en plus des symptômes d'étranglement. Parmi les premiers, il faut ranger le siège du gonflement qui occupait la partie supérieure et interne de la cuisse, sa tension, particulièrement élastique, son origine, sa diminution à la pression, le gargouillement et les symptômes gastriques qui accompagnent ordinairement les hernies. Ce n'est que par la marche qu'on a pu arriver à déterminer d'une façon à peu près satisfaisante la nature probable de la tumeur.

Observation VII.

Hernie obturatrice droite chez une femme affectée de deux hernies crurales. (Observation avec pièces anatomiques à l'appui communiquée par M. Chassaignac à la Société de chirurgie le 9 juillet 1851 et rappelée par lui à la séance du 9 août 1871.) — (In *Bulletins Soc. chirurgie*, 1851-52, p. 193, et 1871, p. 163. *Arch. générales de médecine*, 1871, vol. II, p. 482.)

Une femme âgée de 40 ans, phthisique, entre à l'hôpital Saint-Antoine, le 5 juin 1851. Elle avait deux hernies crurales, l'une à droite, épiploïque, l'autre à gauche, intestinale.

Des symptômes d'étranglement se déclarèrent et à la visite du 10 juin on trouve l'état suivant: facies altéré, vomissements de matières intestinales; ballonnement du ventre avec relief assez bien dessiné des bosselures de l'intestin; sensibilité du ventre, mais pas très vive. La hernie crurale droite est indolente, et, selon toute apparence, épiploïque. La hernie crurale gauche, irréductible comme la première, est évidemment intestinale.

On ne décide pas l'opération, à raison des circonstances suivantes :

1° La hernie crurale gauche, quoique irréductible, ne présente pas le degré de tension et de sensibilité d'une hernie franchement étranglée;

2° La malade a eu dans la nuit une selle très abondante;

3° Si tous les accidents observés ont eu pour cause un étranglement, il est à craindre que celui-ci n'ait déjà produit des résultats sur lesquels l'opération ne peut plus rien.

Le lendemain, 11 juin, les symptômes ont pris un tout autre aspect; ce sont beaucoup moins ceux d'un étranglement que ceux du choléra. La malade a bien encore des vomissements, mais elle a eu plusieurs selles abondantes ; la face est décomposée, une sueur gluante et froide recouvre tout le corps, qui est lui-même à l'état de refroidissement profond. Le pouls est petit, concentré; les yeux sont profondément excavés, la langue est sèche et pâle ; cyanose générale et très prononcée existant sur toute la surface du corps. Pas de trace de la sécrétion urinaire depuis près de trente-six heures. Cathétérisme; résultat nul. Du reste pas de taches scléroticales; pas de crampes, voix très affaiblie, avec sensation douloureuse à la gorge : c'est même la seule chose dont se plaigne la malade.

Dans la matiné du 11, le refroidissement et la cyanose vont en augmentant. Mort dans l'après-midi.

Ces symptômes de choléra chez des sujets atteints de hernie étranglée ont fixé l'attention de plusieurs auteurs modernes. M. Gosselin en a cité des exemples à la Société; M. Archambault, interne à l'hôpital Saint-Antoine, a observé plusieurs faits de ce genre.

A l'*autopsie*, point de péritonite bien appréciable. Hernie crurale droite épiploïque peu volumineuse, adhérente. Hernie crurale gauche intestinale.

Au moment où on ouvre l'abdomen, on reconnaît qu'indépendamment des deux hernies crurales, une anse intestinale se rend directement au trou obturateur droit, dans la partie duquel elle s'engage. Elle résiste à une traction modérée faite pour la dégager de l'intérieur du sac ; mais à une traction plus forte elle cède, et l'on constate que dans le point qui correspondait au collet du sac existe une empreinte circulaire bien distincte et annonçant une hernie sinon étranglée, du moins en voie d'étranglement. En observant l'orifice interne du sac par l'intérieur de l'abdomen, on remarque que cet orifice est plus spacieux que celui de la hernie crurale correspondante.

Après la dissection, on reconnaît que le sac herniaire s'est produit à travers l'échancrure en arcade renversée que présentent pour le passage des vaisseaux et des nerfs :

1° Le muscle obturateur interne,

2° La membrane obturatrice.

Les vaisseaux et les nerfs sont au côté externe du collet du sac et du sac lui-même. Celui-ci, en partie recouvert par le bord supérieur du muscle obturateur externe, commence à pointer au-dessus de ce bord en le déprimant. Il résulte de là que, le pectiné étant enlevé, le muscle obsturateur externe laisse apparaître à son bord supérieur, légèrement déprimé, l'hémisphère supérieure du sac herniaire sous forme d'un croissant à convexité supérieure. Le muscle obturateur une fois détaché, on aperçoit la totalité du sac. Il est régulièrement sphéroïdal, nullement piriforme, du volume d'une prune. (*Bulletin de la Société de chirurgie* 1851-52, p. 193 et 1871 p. 163. — *Archives générales de médcéine*, 1871, t. II, p. 482.)

Observation VIII.

Hernie obturatrice étranglée chez une femme enceinte de 29 ans. Réduction par le taxis. (Heyfelder, in *Deutsche klinik*, n° 48, 1851, p. 520.)

Mme Stellwey, 29 ans, enceinte de cinq mois, et ayant eu, il y a trois ans, une hernie gauche, se leva un beau matin avec tous les symptômes d'un étranglement herniaire, douleurs augmentant à la pression, vomissements, constipation : cependant elle urinait. Tous ces phénomènes duraient depuis douze heures lorsque nous fûmes appelés. Nous trouvons à la région correspondante au trou ovale une tumeur de la grosseur d'un œuf de poule, tendue et arrondie, la région crurale du même côté est libre; les douleurs s'irradient vers la région hypogastrique. On la chloroformise et nous pratiquons avec succès le taxis par une pression continue exercée avec les doigts des deux mains. Le collet du sac était extraordinairement large, sa largeur était au moins de deux centimètres, il était limité en haut par l'os pubien et en bas et en dehors par la membrane obturatrice. Aussitot après la rentrée de l'intestin, la malade eut une selle et les accidents cessèrent. On lui ordonna de porter un bandage comme dans les cas de hernie inguinale, seulement d'après le système de Cooper.

Nous pensons que cette hernie devait être constituée et par l'intestin grêle et par l'épiploon, celui-ci à cause du volume de la tumeur, celui-là à cause des vomissements, de la constipation et de la selle qui suivit le taxis. (*In Deutsch Klinih*, Nr. 48, 1851, p. 520.)

Observation IX.

Hernie obturatrice. Mort. Autopsie, par le docteur Stanley. St-Bartholomew's Hospital. (*The Lancet*, 1851, t. I, p. 512. *Transactions of the pathol. Society*, vol. III, p. 94.)

Elisa T..., âgée de 50 ans, fut reçue le 3 avril 1851 dans le service de M. Stanley. Cette malade est veuve, elle a eu plusieurs enfants et dit n'avoir jamais souffert de hernie jusqu'à il y a environ un mois, époque à laquelle un soir, en toussant, elle constata dans l'aine gauche l'existence d'une tumeur qui était alors plus volumineuse qu'elle ne l'est aujourd'hui : elle souffrait d'une constipation opiniâtre depuis vingt-cinq jours, et quelques scybales seules avaient passé quatre jours avant son entrée. Les vomissements avaient été continuels pendant toute la semaine précédente.

A l'examen on trouve dans l'aine gauche une grosseur mal limitée, et donnant à la main une sensation d'une veine mal distendue. La tumeur était bosselée ; la pression semblait diminuer son volume, elle était située plus en dehors que ne l'est d'ordinaire la hernie fémorale et l'on voyait battre l'artère à son côté externe. La tumeur était douloureuse aussi bien que les parties avoisinantes de l'abdomen. La physionomie était anxieuse, la langue couverte d'un léger enduit et très rouge à la pointe. Les vomissements qui, comme nous l'avons dit, avaient commencé une semaine avant l'entrée de la malade, persistaient encore et étaient devenus stercoraux et très fétides.

M. Stanley etait indécis et se demandait si la tumeur qu'on vient de décrire était véritablement une hernie. Il crut toutefois devoir s'assurer de sa nature au moyen d'une opération. La tumeur ayant été incisée, on vit se présenter une substance qui ressemblait beaucoup à un morceau de graisse. On reconnut bien vite que c'était l'épiploon qui évidemment n'était pas étranglé, puisqu'on pouvait en faire sortir une portion plus considérable. M. Stanley rompit les adhérences, mais il éprouva cependant quelque difficulté à réduire le fragment hernié de l'épiploon, lequel, ainsi qu'on put alors le constater, était passé à travers une ouverture circulaire du fascia lata et se trouvait presque immédiatement sous la peau. On incisa alors plus en haut et le fragment de l'épiploon put être réduit mais avec un peu de peine. On n'avait pas chloroformé la malade ; on la fit coucher et on prescrivit des pilules d'opium. Le lendemain, on constata qu'elle avait très peu dormi ; cependant elle se déclarait très soulagée ; il n'y avait ni vomissements, ni selles ; elle se plaignait seulement que l'abdomen était resté sensible. Comme il n'y avait pas d'évacuation, on administra des lavements de savon d'abord ; puis d'autres, composés d'infusion de séné et d'extrait de coloquinte, mais sans résultat. Du sulfate de magnésie et de l'eau de menthe furent également administrés par la bouche, mais également sans effet. Pendant ce temps la malade faiblissait ; on ne la soutenait qu'avec de l'eau-de-vie, etc. ; mais les vomissements stercoraux reparurent et elle mourut le sixième jour après l'opération.

L'*autopsie* fut dirigée par M. Stanley, parce qu'il s'agissait d'un cas très obscure, et qui avait vivement excité l'intérêt. L'abdomen ayant été ouvert avec beaucoup de soin, la première chose que l'on vit, était l'intestin grêle énormément distendu et congestionné, et contrastant singulièrement avec le côlon transverse qui était en état de contraction. L'épiploon était mince et presque partout adhérent à la portion inférieure de la paroi abdominale. Une petite portion était restée facilement adhérente au voisinage de la plaie faite pendant l'opération. L'ouverture qui avait donné passage à cette partie de l'épiploon au-dessous du ligament de Poupart fut alors disséquée et trouvée telle qu'on l'avait prévu au moment de l'opération. La plaie extérieure était dans un état semi-gangréneux.

En tirant doucement, pour les détacher de la région lombaire, les anses distendues de l'iléon, on remarqua que le côlon descendant reposait sur le carré des lombes et qu'il s'était contracté de façon à n'avoir plus guère que le quart de son volume ordinaire et à n'être guère plus gros qu'une plume d'oie. M. Stanley fit remarquer, à ce moment de l'autopsie, qu'il aurait dans ce cas été fort désagréablement désappointé s'il avait tenté l'opération d'Amussat et essayé de faire un anus artificiel dans la région lombaire, car le gros intestin était tellement diminué qu'il aurait été difficile à trouver et que, même une fois trouvé, l'incision qu'on aurait faite aurait été presque sans utilité. On suivit alors avec beaucoup de soin l'iléon distendu en descendant vers le pubis et lorsqu'on put examiner la cavité pelvienne on trouva le reste de l'intestin grêle qui occupait à la fois cette cavité et la fosse iliaque droite et dont l'aspect était assez exactement celui de l'intestin d'un nouveau-né. Il était même tellement contracté que son calibre n'apparaissait pas supérieur à celui de l'appendice vermiforme. M. Stanley exerça alors de douces tractions sur l'iléon qui paraissait soit avoir contracté des adhérences, soit avoir été étranglé en un point quelconque voisin du pubis. Sous l'influence de ces tractions, une petite portion parut céder et en même temps on vit s'échapper une matière féculente ayant la consistance de la crème, et de couleur jaune-paille. On commença alors à soupçonner qu'une partie de l'intestin s'était fait jour au travers du trou obturateur, et on découvrit bientôt en disséquant attentivement la région antérieure de la cuisse au niveau du muscle pectiné qu'un sac péritonéal avait en effet passé par le trou obturateur. Ce sac était composé de péritoine et d'épiploon et ce dernier tissu y était si abondant que la poche dans laquelle l'intestin était logé avait l'aspect d'un sac exclusivement épiploïque. L'intestin, d'une couleur un peu foncée, n'était que la contiuuation étranglée de l'iléon distendu que nous avons décrit.

Observation X.

Hernie obturatrice. (Cas observé par M. Tatum, et rapporté par M. Stanley, in *The Lancet* 1851, t. I, p. 512.)

La malade, âgée de 67 ans, fut admise à l'hôpital Saint-Georges avec des symptômes bien nets de hernie étranglée. Elle assura qu'elle avait eu une hernie dans l'aine pendant les sept dernières années, qu'elle avait toujours porté un bandage et que sa hernie était sortie et avait glissé au-dessous du bandage trois jours avant son entrée. Elle avait réussi à en réduire elle-même une partie et un chirurgien avait achevé la réduction le lendemain matin. Le volume total de la tumeur était à peu près celui d'un œuf de pigeon. Au moment de son entrée, les diverses régions qui peuvent être le siège de hernie furent soigneusement explorées. On ne rencontra de tumeurs dans aucune d'entre elles ; mais le lendemain on sentit un peu obscurément une légère grosseur dans l'aine gauche. Comme les symptômes ne s'étaient nullement amendés, M. Tatum fit une incision sur cette grosseur, qui paraissait avoir le volume d'une bille et qui était parfaitement flasque. L'anneau était de grande dimension et laissait pénétrer l'index. Les symptômes d'étranglement ne diminuèrent pas ; la malade mourut d'épuisement deux jours après son entrée.

A l'*autopsie*, on constata que la petite tumeur de l'aine était un sac herniaire ancien qui était complètement vide et flasque, et qui communiquait avec le péritoine par une ouverture dont le diamètre ne dépassait guère celui d'un stylet ordinaire. Des recherches plus attentives firent découvrir du côté gauche une hernie obturatrice ; le nerf était situé sur le côté externe du sac, et le collet du sac était en partie encerclé par une grosse branche de l'artère qui passait à sa partie supérieure. Le sac tout entier était complètement recouvert par le muscle obturateur externe et situé entre ce dernier et la membrane obturatrice. Dans le sac se trouvait une portion d'intestin grêle qui était d'une couleur foncée et livide et qui était étranglée au moment de l'autopsie. La portion de l'intestin située au-dessus du point étranglé était très dilatée et remplie de matières fécales liquides, tandis que la portion située au-dessous était vide et flasque. Il n'y avait pas de lymphe dans le péritoine, mais toute la masse intestinale était très congestionnée. (Extrait du *Catalogue du Musée de l'hôpital Saint-Georges*.)

Observation XI.

Observation de hernie obturatrice étranglée et opérée avec succès. (Obré Henry, in *Medico-chirurg.* Transact., 1851. [*Revue medico-chirurgicale*, 1852, t. XII, p. 300.)

Les hernies par le trou obturateur sont déjà rares par elles-mêmes; mais l'opération du débridement est bien plus rare encore, puisque ni Boyer, ni A. Cooper, n'en connaissent d'exemple. Il n'est donc pas besoin de relever l'importance du fait qu'on va lire.

Obs. — Mistress W..., taille élevée, constitution faible, âgée de 35 ans, mère d'une nombreuse famille, fit appeler M. Gardener, le 18 février 1851 au soir, pour des nausées et des douleurs qu'elle éprouvait dans l'abdomen. Un purgatif fut administré. Le lendemain, M. Gardener ne trouvant point d'amendement, s'informa si elle n'avait pas eu de hernie : la réponse fut négative.

Le 20, loin de s'améliorer, les douleurs abdominales s'étaien accrues et s'accompagnaient de vomissements. M. Gardener explora le ventre, ne trouva aucun indice de hernie ordinaire, ni aucun signe d'obstruction mécanique. Mais un peu au-dessous de la région crurale droite, il découvrit une certaine dureté, semblable à une petite glande de la grosseur d'une fève, et profondément située. Il renouvela cet examen avec M. Robinson, mais il ne parut découvrir autre chose qu'un empâtement général de la partie supérieure et antérieure de la cuisse par-dessus la tumeur profonde déjà indiquée. Ils inclinèrent à croire qu'une portion de l'intestin était étranglée.

Le 21, M. Obré vit la malade avec M. Gardener; elle accusait une douleur extrême dans la région ombilicale et, pendant les douze heures précédentes, les vomissements étaient devenus incessants et de nature stercorale. La face était pâle et contractée, la voix brisée, le pouls faible, petit, avec une intermittence à la troisième ou quatrième pulsation; enfin elle offrait tous les symptômes d'une mort imminente par étranglement herniaire. M. Obré, en explorant d'abord le ventre par-dessous la couverture, satisfaction donnée à la pudeur anglaise, ne trouva rien à la surface : il était prêt à conclure à un étranglement interne, lorsque M. Gardener ayant appelé son attention sur la petite tumeur déjà décrite, il mit résolument à nu la partie supérieure des deux cuisses, et aperçut un léger soulèvement dans le triangle de Scarpa du côté droit.

Sur l'autre cuisse, le triangle était parfaitement dessiné avec une dépression descendant plus bas que son centre, tandis que cette dépression n'existait plus sur le membre malade, où toute cette partie était visiblement plus renflée que de l'autre côté. Le gonflement n'était pas circonscrit ; mais en exerçant une forte pression avec le bout des doigts au voisinage de l'artère fémorale et un peu au-dessous de l'orifice de la saphène, on sentait distinctement une dureté de peu d'étendue, comme si la gaine des vaisseaux avait résisté sous les doigts.

La malade affirmait toujours qu'elle n'avait jamais eu de hernie; enfin, pressée de questions, elle convint qu'elle avait éprouvé un peu d'incommodité et de douleur dans le membre droit dans la quinzaine précédente, ce qu'elle attribuait à l'engorgement de deux petites glandes vers l'union du tiers supérieur et du tiers moyen de la cuisse, accompagné de douleur dans la partie, qui l'avait obligée à tenir ce membre en repos. Les fonctions des intestins avaient été irrégulières pendant le même temps.

En considérant mûrement le danger de la situation, on jugea à propos de mettre à nu la tumeur par une incision, dans l'espoir de rencontrer l'intestin étranglé dans la profondeur du canal crural. M. Obré fit donc une incision rectiligne dans le triangle de Scarpa comme pour la ligature de l'artère fémorale, commençant à environ rois pouces au-dessous du ligament de Poupart. Le fascia crébriforme fut divisé et l'ouverture de la saphène mise à nu ; alors on éprouva un peu de désappointement en n'y trouvant aucune hernie. L'index pouvait alors distinctement sentir la tumeur, située plus profondément au bord interne de cette ouverture; la dissection fut reprise et continuée avec d'autant plus de difficulté que la veine saphène traversait une partie de la plaie, aussi bien que quelques rameaux du nerf crural antérieur; le pectiné fut mis à découvert du côté interne de la plaie, qu'il fallut nécessairement allonger; les fibres extérieures du muscle dégagées des tissus voisins, et coupées transversalement dans l'étendue d'environ 1 pouce 1/2 ou 2 pouces. A ce moment, l'opérateur ayant écarté avec son doigt un peu de tissu cellulaire, vit tout à coup apparaître une portion d'intestin, enveloppée d'un sac herniaire, et retenue encore par les autres muscles qui l'entouraient. Lorsqu'on l'eut dégagé, il s'éleva immédiatement dans la plaie distendue par des gaz, de façon à offrir la grosseur d'un œuf de pigeon. La nature de la hernie fut alors reconnue, car le doigt, avec quelque difficulté provenant de la profondeur où il était situé, arriva, en suivant l'intestin hernié, jusqu'au trou obturateur qui lui avait livré passage.

La petite circonférence du trou et les os voisins furent examinés par les deux chirurgiens : les symptômes de l'étranglement ayant duré trois jours, on jugea prudent d'ouvrir le sac qui contenait une petite portion d'intestin bleu et congestionné ; et quoique l'ouverture à travers laquelle il avait passé n'embrassât pas étroitement son col, on crut devoir diviser son bord légèrement pour éviter la difficulté qu'on aurait éprouvée à replacer l'intestin sans le comprimer pour expulser les gaz ; la profondeur extrême de l'incision, ajoutée à la courbe que l'index était obligé de décrire pour servir de guide à un bistouri à pointe mousse pour le débridement, fut trouvée la plus difficile partie de l'opération, aussi bien que la nécessité d'éviter divers vaisseaux et nerfs importants qui se trouvaient sur le trajet du scalpel. Malheureusement la saphène, n'ayant pas été bien écartée, fut ouverte dans le débridement, et, vu l'extrême profondeur où l'on opérait, on eut à se féliciter de n'avoir pas produit de plus grand malheur. L'intestin ainsi que le sac, ayant été replacés, on éprouva quelque difficulté pour lier le bout supérieur de la saphène qui seul donnait du sang. Il n'y eut pas d'autre ligature à faire ; la plaie fut réunie à l'aide des bandages nécessaires, et la malade reportée à son lit. On n'administra point de purgatifs, les fonctions intestinales s'étant exercées trois fois dans la journée. On prescrivit seulement un opiat pour le soir.

Le 22. La nuit a été bonne ; pas de douleur abdominale; le pouls intermittent; on entend un bruit rude accompagnant le second bruit du cœur.

Le 23. La malade va bien; la ligature tomba le 1er mars. Dès lors la guérison fit des progrès rapides ; le pouls perdit son intermittence ; les bruits du cœur devinrent réguliers et naturels, et quand elle fut examinée, un mois après l'opération, on ne sentait aucune saillie de hernie, et elle n'éprouvait aucune difficulté en marchant. (*Medico-chir. Transact.*, 1851.)

Observation XII.

Observation de hernie obturatrice (T. G. Tebay, in *Medical Times and Gazette*, 1852, 11 sept., p. 270).

Madame A..., âgée de 70 ans, maigre, mais d'une assez bonne santé, m'appelle le 5 janvier 1852, parce que depuis trois jours elle éprouvait à la région hypogastrique des douleurs continuelles qui s'accompagnaient depuis vingt-quatre heures de vomissements abondants et constitués par un liquide bilieux jaune et vert, ainsi que par les aliments ingérés. Quand je l'examinai, il y avait de la douleur superficielle de l'abdomen, mais pas de tension. Cette douleur était surtout marquée dans l'hypochondre gauche, où il y avait un peu de gonflement et d'empâtement. La langue était bonne ; le pouls à 90. Elle n'avait pas été à la selle depuis quatre jours, mais cela lui arrivait très fréquemment depuis trois ans sans qu'elle eût jamais pris aucun médicament pour faire disparaître cette constipation.

Le même jour, dans la soirée, elle fut prise de vomissements ressemblant à de la purée de pois et présentant une odeur fécale. Le lendemain matin il y avait un affaissement des traits ; le pouls était à 126, faible ; les mains étaient froides ; l'estomac ne gardait rien. Ne trouvant aucun signe de hernie dans les régions inguinale et fémorale qui furent examinées à plusieurs reprises (il n'y avait pas non plus de tumeur appréciable dans le vagin), je priai le docteur Basham de venir la voir. Il conseilla des laxatifs et des lavements. Ceux-ci devaient être administrés à plusieurs reprises et lentement ; ils furent habituellement gardés de vingt à quarante ou cinquante minutes, puis rendus presque sans être modifiés. Une seule fois quelqnes scybales en petite quantité furent rendues ; les symptômes reparurent avec une intensité variable. Une immense quantité de liquide fécaloïde fut rendue par l'estomac ; il n'y avait que peu ou pas de douleur; pas de selles ; le collapsus augmentait rapidement d'intensité et c'est dans cet état que la malade mourut, cinq jours après l'apparition des vomissements stercoraux et neuf jours après le moment où elle avait éprouvé pour la première fois sa douleur abdominale.

Autopsie, trente-six heures après la mort. — A l'ouverture de la cavité péritonéale (qui ne contenait pas de liquide), on constate que l'estomac paraît dans un état de relâchement, qu'il a des dimensions considérables, qu'il recouvre l'intestin, que sa grande courbure descend jusqu'au pubis ; le rectum et le côlon dans presque toute son étendue sont fortement contractés et dans quelques points ils ressemblent à une petite corde blanche ; l'intestin grêle et surtout l'iléon sont, sur une longuenr de plusieurs pieds, fortement distendus par des gaz, très vascularisés et manifestement dans un état avancé d'inflammation.

Quand on retire la masse intestinale de la cavité pelvienne, une petite partie du jéjunum, au voisinage de sa terminaison, reste attachée en un point au trou obturateur, au niveau du lieu d'émergence des vaisseaux. En examinant avec plus d'attention, on constate qu'il s'agit là d'une hernie de très petit volume ne comprenant pas tout le calibre de l'intestin et facile à détacher de sa situation anormale à l'aide d'une pression douce ; l'état de la portion engagée n'indiquait aucune menace de gangrène ; elle présentait une couleur chocolat et on ponvait lui faire subir avec les doigts des frottements assez forts sans déterminer de lésions appréciables.

Il est à remarquer que dans ce cas la douleur superficielle de l'abdomen avait son maximum dans la région hypochondriaque gauche et un peu au-dessous de cette région. L'ouverture par laquelle l'intestin avait passé permettait assez facilement l'introduction de l'index ; elle était beaucoup plus grande que celle du côté opposé. (In *Medical Times and Gazette*, 1852, 11 septembre, p. 270.)

Observation XIII.

Hernie du trou sous-pubien chez une femme portant deux hernies crurales. Observation communiquée avec pièce anatomique à l'appui, à la Société de médecine de Rouen, par M. le Dr Gressent. (In *Bulletin des travaux de la Société de médecine de Rouen*, 1853, p. 135.)

Une femme âgée de 77 ans, pensionnaire à l'hospice général de Rouen, est prise de coliques dans la nuit du 27 novembre 1850. L'interne la visite le 28 et trouve deux petites hernies crurales : l'une réductible, l'autre irréductible par adhérence, mais sans étranglement et même sans engouement. Les coliques persistent sans violence jusqu'au 29. Tisane de camomille ; lavements émollients. La malade est transférée à l'infirmerie.

Le 1er décembre, j'examine les régions inguinales ; la hernie droite est parfaitement réductible ; pas de tumeur ni de douleur à l'anneau crural gauche ; cependant, on reconnaît la présence de l'intestin dans ce dernier canal ; les circonvolutions intestinales se dessinent à travers les parois du ventre, qui est presque indolore. Lavement purgatif ; boissons acidulées ; fomentations émollientes ; bains. Le clystère détermine le vomissement de matières fécales ; l'intestin fait entendre des bruits de clapotement ; le ballonnement du ventre persiste ; il n'y a de sensibiltté, à la pression, qu'à l'aine droite, qui ne présente que peu de tuméfaction sensible.

Cet état se maintient pendant trois jours, laissant au médecin la conviction qu'il existe un étranglement intestinal, mais sans révéler le point dans lequel cet étranglement a lieu. Les vomissements cessent alors ; la face devient grippée, présentant une expression particulière que j'ai presque toujours rencontrée dans les étranglements internes. La mort survient au huitième jour, sans que l'abdomen ait manifesté de douleurs notables.

Autopsie, trente-six heures après la mort.

Ce qui fixe d'abord l'attention après l'ouverture du ventre, est un épanchement considérable (deux litres au moins) de matières fécales dans le bassin. Après avoir vidé et lavé cette cavité, on trouve la hernie droite très réductible ; la gauche offre un segment d'intestin fixé dans le canal crural ; pas d'anciennes adhérences solides ; ce segment est exempt de la coloration rougeâtre qui est général sur les autres anses intestinales affectées de péritonite.

Plus bas, dans le bassin, on trouve, vis-à-vis et à huit centimètres du trou sous-pubien droit, une perforation siégeant dans un point de l'iléon ramolli bruni. Cet intestin s'engage avec la trompe et l'ovaire par la gouttière sous-pubienne. L'utérus est incliné latéralement à droite. En ce moment, la partie supérieure, antérieure et interne de la cuisse, ne présente point de saillie; on y constate seulement une teinte verdâtre assez prononcée.

J'affirme itérativement que pendant la vie de la malade, il n'a point existé de tumeur dans cette région sous-inguino-fémorale.

Néanmoins, à l'autopsie, on trouve les trois muscles pectiné, premier et deuxième adducteur en état de putréfaction, de bouillie noirâtre par leur face profonde, sans aucune trace de matière ni purulente ni fécale.

Curieux de faire constater à la Société de médecine l'existence de cette hernie sous-pubienne, je présente à la séance le bassin dépouillé de toutes ses parties molles étrangères à la lésion, et à la région obturatrice externe du coté droit, on trouve une tumeur pyriforme de six centimètres de longueur, de quatre centimètres de largeur, de consistance inégale dans ses différents points, dirigée d'arrière en avant, et surtout de haut en bas, légèrement courbée par sa pesanteur. Après l'avoir examinée à l'extérieur et avoir constaté une petite perforation à son extrémité inférieure résultant de la préparation du bassin, je procède, avec l'assistance de M. Pillore, à la dissection minutieuse de cette tumeur herniaire. Elle contient une anse d'intestin, son mésentère, la trompe, l'ovaire et le ligament large de ce côté. Le sac, assez épais, adhère, par sa partie antérieure et externe, au ligament large ; par sa partie postérieure et interne, à l'intestin. Le ligament large enveloppe l'ovaire, la trompe, et aussi une portion de l'anse intestinale, qui s'en dégage en dedans et en arrière. Les vaisseaux obturateurs sont situés en arrière de la tumeur ; le nerf est en dehors et un peu en avant. (In *Bulletin des travaux de la Société de médecine de Rouen*, 1853, p. 135.)

Observation XIV.

Cas de hernie obturatrice, observé par le Dr Ernest-P. Wil ins. (*The Lancet*, 1853, t. I, p. 383.)

Madame M..., âgée de 70 ans, maigre et débilitée, fut prise de douleurs abdominales et de vomissements dans la nuit du 5 avril. Depuis quelque temps elle était bien portante, à cela près qu'elle était prise de temps en temps de constipation et de dyspepsie ; mais pendant plusieurs jours avant l'attaque actuelle, les fonctions intestinales avaient été régulières. Je fus appelé le 6 avril et je la trouvai souffrant de coliques et du besoin d'aller à la selle. Je prescrivis des laxatifs, des lavements, *etc.*, le tout sans résultat. Les symptômes s'accusèrent de plus en plus et furent combattus par le traitement ordinaire, mais sans aucun succès. La malade mourut le 17.

L'autopsie, faite le 18, révéla l'existence d'une hernie obturatrice, ressemblant exactement à un cas de M. Fergusson qui est au musée de King's College, et qui est représenté dans le « Vade-Mecum » de Druik (p. 438, 3e édition). J'ai conservé la partie supérieure de l'iléon, dont une portion ayant à peu près le volume de l'extrémité de l'index, était étranglée par le ligament du trou obturateur. Je possède également le sac. Au-dessus de l'étranglement, l'intestin présentait une couleur rouge-vin, surtout au voisinage du siège de l'étranglement. Les veines du mésentère, etc., étaient très congestionnées ; l'iléon, au-dessous de l'étranglement, se réduisait à l'épaisseur d'une pipe ; le côlon contenait quelques scybales.

Observation XV.

Hernie obturatrice étranglée. Opération pratiquée par M. Bransby Cooper. (*Medical Times*, et *Annal. de la Soc. de Bruges*, 1853.)

Mary Ann Neil, âgée de 49 ans, mère de plusieurs enfants, constitution maigre et sèche, fut admise à l'hôpital le 20 janvier 1853. Depuis trois jours, elle était en proie à tous les symptômes d'un étranglement interne. Les commémoratifs indiquaient que cette femme portait une hernie ombilicale depuis plusieurs années et qu'il n'y avait que deux ans qu'elle employait un bandage convenable. Outre cette hernie, elle est sujette à des accès d'asthme qui datent de cinq ans environ, et qui la mettent hors d'état de travailler. Pendant ces deux dernières années, elle a souffert souvent de douleurs vives dans l'aine du côté droit, douleurs qui revenaient sous forme d'accès et qui étaient accompagnées fréquemment de nausées et de vomissements. Ces sortes d'accès duraient d'ordinaire pendant deux heures et disparaissaient de la même manière qu'ils avaient débuté, c'est-à-dire d'une manière presque subite. L'affection qui a conduit cette femme à l'hôpital avait commencé le 17 janvier dans la soirée. Elle fut prise tout à coup de douleurs dans l'aine droite, ayant les mêmes caractères que celles de ses accès ordinaires.

Cette douleur se faisait sentir d'abord dans le fond du pli de l'aine et de là s'étendait en bas le long de la partie interne de la cuisse droite. Elle était si forte qu'il était impossible à la femme de se tenir droite. Bientôt il survint des nausées et des vomissements de matières bilieuses, lesquels persistèrent d'une manière presque continue jusqu'au moment où elle entra à l'hôpital. Le 17, elle fit demander un médecin, qui prescrivit une dose d'huile de ricin, suivie de plusieurs selles. Le lendemain, la dose d'huile fut répétée, mais cette fois sans produire d'effet purgatif. Les douleurs continuèrent sans interruption. Le 19, une nouvelle dose d'huile fut prise et vomie aussitôt. La douleur à la région de l'aine avait un peu diminué, mais elle était accompagnée de crampes dans les extrémités inférieures ; les vomissements ne discontinuèrent pas. C'est dans cet état qu'elle fut conduite à l'hôpital le 20. La face exprimait une grande anxiété ; la peau était froide ; le pouls était à 100, petit et faible ; la langue était chargée ; l'abdomen très sensible à la pression et les urines rares.

M. Cooper vit la malade peu de temps après son entrée, et en présence de ces symptômes d'étranglement herniaire, sans tumeur apparente, le professeur se mit en devoir d'examiner très minutieusement toutes les régions de l'abdomen.

En examinant la région pubienne, il fut frappé d'un manque de symétrie entre les deux côtés ; défaut de symétrie qui paraissait être occasionné par un gonflement ou plutôt une espèce de boursoufflement dans l'aine du côté droit. Une pression exercée à cet endroit ne laissa aucun doute sur la présence d'une tumeur, et, en faisant tousser la malade, il semblait qu'elle se soulevait légèrement. Le taxis fut fait sans succès, et vu le danger imminent, le professeur se décida à pratiquer une opération exploratrice. Une incision longitudinale fut pratiquée sur la tumeur et les tissus sous-jacents furent disséqués comme si l'on avait eu affaire à une hernie crurale. Le canal crural fut ouvert longitudinalement au côté interne des vaisseaux cruraux, et le doigt, porté au fond de la plaie, monta jusqu'à l'orifice supérieur du canal crural sans rencontrer de traces de hernie. Depuis que la peau et le *fascia lata* étaient divisés, toute tension avait cessé et l'existence d'une tumeur était même devenue douteuse. Cependant, en poussant plus loin ses recherches, M. Cooper vit que le muscle pectiné, dont une partie se trouvait à nu au fond de la plaie, était un peu bombé. Il acquit aussitôt la conviction qu'il devait y avoir une hernie obturatrice ; et, effectivement, après avoir séparé le bord du muscle pectiné de celui du court adducteur, il découvrit une partie du sac herniaire. Le muscle pectiné fut alors divisé transversalement dans une petite étendue, et l'opérateur parvint ainsi à mettre à nu tout le sac. Le volume de la hernie égalait environ le cuilleron d'une cuiller à dessert; au toucher elle paraissait molle et flasque. Pendant qu'on l'examinait au moyen du doigt, elle rentra tout à coup et en masse. Aussitôt après cette réduction, en quelque sorte spontanée, la femme se sentit soulagée ; elle n'éprouvait plus l'espèce de constriction et les tiraillements qu'elle avait ressentis jusqu'alors dans l'abdomen.

Les lèvres de la plaie furent réunies et un bandage approprié fut appliqué. La malade prit 2 grains d'opium en une fois, et la moitié de cette dose fut répétée toutes les quatre heures.

Le soir, l'opérée se sentait parfaitement bien et n'avait plus de nausées. Il est à remarquer qu'aucune pression n'ayant été pratiquée sur la tumeur au moment où elle était rentrée si brusquement, on était conduit à penser qu'elle avait été comprimée et pressée en bas par le muscle pectiné, lequel ayant été divisé en travers dans une partie de son étendue, avait fait cesser toute espèce de constriction. Strictement parlant, il n'est presque guère possible de dire qu'il y avait étranglement.

Le 21. La malade a bien dormi ; elle se sent très bien ; le pouls est à 120, plein et fort, le ventre n'est plus sensible à la pression. Il n'y a pas eu de garde-robes. — Lavement avec une demi-once d'huile de ricin. Toutes les quatre heures une pilule composée de Pulv. opii gr. j; calomel gr. s.

Le 24. Il n'y a pas encore eu de selles, quoique l'état général de la malade soit plus satisfaisant que le 21. Deux lavements ont été administrés, mais sans produire d'évacuations. L'appétit se fait sentir, et l'on accorde quelques légers aliments.

Le 26. Malgré l'absence de toute évacuation alvine, l'opérée continua à aller bien. Cette constipation peut s'expliquer, en partie par l'effet de l'opium, et en partie aussi par les selles qui ont eu lieu après la première dose d'huile prise au début de la maladie.

Le neuvième jour après l'opération, la malade évacua à plusieurs reprises; et depuis lors les selles eurent lieu régulièrement tous les jours. La plaie marcha rapidement vers la cicatrisation ; mais la malade se plaignit de quelques symptômes de bronchite accompagnée d'un peu de fièvre, ce qui fut envisagé comme un retour de son ancienne affection asthmatique. Cette bronchite prit bientôt des proportions effrayantes, et entraîna la mort de la malade, qui succomba le 10 février, après que la plaie était déjà tout à fait guérie, et que les selles étaient parfaitement rétablies.

Autopsie. L'ouverture, qui livre passage aux vaisseaux obturateurs à travers la membrane de ce nom, était beaucoup plus large à droite qu'à gauche. Un petit sac herniaire proéminait à travers cette ouverture, et avait contracté des adhérences solides avec les muscles qui l'entouraient, surtout avec le pectiné et l'obturateur externe.

Les bronches portaient des traces évidentes d'inflammation aiguë, et le sommet du poumon droit était à l'état d'hépatisation grise. Les deux poumons étaient saturés de sérosité sanguinolente.

Le rein gauche était réduit en une espèce de kyste, tout son tissu ayant été en quelque sorte détruit. Le bassinet renfermait un calcul d'un volume considérable.

La vésicule biliaire contenait des concrétions biliaires.

Il a été dit plus haut que cette femme souffrait souvent de douleurs abdominales, arrivant subitement, et accompagnées d'autres symptômes d'étranglement herniaire. Ce cortège de symptômes se dissipait spontanément après quelques heures. Ces accès étaient exactement semblables à celui qui a marqué le début de l'affection pour laquelle une opération a été pratiquée. Ces circonstances, réunies à l'existence d'un ancien sac herniaire, trouvé à l'autopsie, font penser naturellement qu'à chaque nouvel accès, une anse intestinale avait fait hernie et était rentrée spontanément au bout de quelques heures. Cette supposition trouve un appui dans ce fait, que les hernies obturatrices ne sont que très rarement, et peut-être jamais, le siège d'un véritable étranglement. Dans une observation de M. Hilton, la malade avait été sujette à des accès en tout semblables à ceux de notre opérée. Après tout, il est possible que la hernie obturatrice soit plus fréquente qu'on ne le croit communément. Dans tous les cas, on ne négligera jamais d'examiner avec soin toute la région, toutes les fois que l'on se trouvera en face de symptômes d'étranglement interne dont on ne découvre pas la cause, surtout lorsque les malades appartiennent au sexe féminin. La percussion pourrait rendre ici de grands services; car l'intestin étant souvent distendu par des gaz, il sera presque toujours possible à un médecin, familiarisé avec la percussion, d'obtenir un son caractéristique, malgré l'épaisseur des parties qui se trouvent interposées entre la hernie et le doigt qui percute. (In *Revue médico-chirurgicale*, 1853, t. XIV, p. 359.)

Observation XVI.

Hernie obturatrice coïncidant avec une hernie crurale. Mort. Par le Dr Jahn de Fürstenau. In *Canstatt's Jahresbericht der Medicin*, pro 1853, t. IV, Bd S., 88.)

Femme de 44 ans. Depuis quatre années, elle avait une hernie crurale gauche. Elle est prise de vomissements dans lesquels on trouve vingt-sept vers intestinaux. On prescrit des lavements. La hernie crurale n'est pas douloureuse ; il existe des symptômes d'entéro-péritonite. Le septième jour après le début des accidents, apparaît au niveau de la hernie crurale une tache gangréneuse d'où s'écoule une sérosité purulente. Cet état désespéré dure jusqu'au 10 avril avec tous les symptômes de l'étranglement et la malade meurt.

Autopsie. Péritonite généralisée et entérite. Une anse intestinale de 3 pouces de longueur était engagée dans le canal obturateur gauche. Elle était revenue sur elle-même et gangrénée, et contenait des vers intestinaux.

Observation XVII.

Cas de hernie obturatrice étranglée. Taxis infructueux. Mort. (In *Canstatt's Jahresbericht der Medicin*, pro 1853, t. IV, Bd. S, 88.)

Femme de 66 ans, souffrant de névralgies et atteinte de mal de Pott. Douleurs intenses dans la cuisse gauche, et symptômes indubitables d'étranglement intestinal. A l'examen, on ne trouve ni hernie inguinale, ni hernie crurale, ni hernie sciatique. Mais au niveau de la région obturatrice du côté gauche, lorsque l'on exerce une compression un peu forte, on sent comme une petite tumeur résistante, et la malade accuse une très vive douleur. On diagnostique une hernie obturatrice. Chloroformisation locale, et tentative de taxis qui reste sans aucun résultat. On emploie alors la méthode de Gutceit sans plus de résultat. La malade refuse d'être opérée et meurt.

On fait alors l'opération sur le cadavre. Le pectiné et le moyen adducteur étant mis à nu, et ce dernier muscle attiré en dedans, on divise le pectiné ; le sac herniaire apparaît alors sous le muscle obturateur externe ; sa partie supérieure est libre, tandis que se partie inférieure est cachée par le muscle ; la hernie a le volume d'une grosse noix ; le sac est assez épais et contient un liquide trouble, un peu d'épiploon et une petite anse d'intestin grêle rouge foncé. L'étranglement portait sur toute la partie herniée ; l'artère obturatrice et le nerf obturateur, la première au-dessous du second, occupent la partie inférieure et externe du sac.

OBSERVATION XVIII.

Hernie obturatrice du côté gauche che une femme. Symptômes d'étranglement. Mort. Autopsie. (Löwenhardt, in *Deutsche klinik*, nº 22, 1854, 3 juni.)

Une paysanne, venue à la ville, souffrant de coliques, et présentant outre une hernie crurale droite réduite autrefois, les symptômes d'un étranglement herniaire, me fut envoyée un soir. Cette malade avait l'air cachectique. Elle avait eu cinq enfants et, depuis huit ans environ, éprouvait très souvent des coliques qui s'accompagnaient de vomissements et de constipation, comme aussi des crampes de l'estomac et de l'intestin, ces dernières s'irradiant dans la cuisse gauche. Jusqu'alors des lavements, ordonnés par le médecin de son pays, suffisaient pour la calmer ; mais cette fois ils étaient restés sans résultat.

Les premiers symptômes du mal actuel remontaient à quatorze jours environ. Le soir où je la vis, elle avait fait dans la ville une marche d'un demi-mille environ et se plaignait de douleurs dans le pli de l'aine gauche, douleurs qu'elle éprouvait aussi parfois dans la région sacrée et à la partie interne de la cuisse gauche. Il existait du tympanisme à la percussion, mais aucune douleur à la pression. Je passai en revue les endroits qui sont le siège ordinaire des hernies et ne trouvai absolument rien; à l'anneau crural droit même, en faisant tousser la malade, on ne percevait plus rien. Cependant à la région inguinale gauche, la malade souffrait lorsqu'on la touchait, et la douleur qu'elle éprouvait s'irradiait en bas dans la cuisse; de plus les mouvements de la cuisse gauche étaient douloureux et la malade ne pouvait se retourner sans qu'on lui vînt en aide. A l'inspection, la région inguinale gauche me parut incontestablement plus volumineuse que la droite, et je crus sentir comme une tumeur dans la profondeur. La veine suphène n'était pas gonflée, et la percussion ne révélait rien, pas plus que l'examen anal. D'après la malade, les vomissements suivaient toujours l'ingestion des aliments et des boissons. — Il existait de la constipation depuis quatre jours.

Je fis à tout hazard le diagnostic de hernie obturatrice après avoir pratiqué l'examen par le vagin, surtout en avant, à gauche et en haut, examen qui ne me permit de constater autre chose que des douleurs accentuées surtout lorsque j'appliquais en même temps l'autre main sur l'abdomen.

Je fis donc des essais de taxis sur cette hernie supposée, la cuisse étant en abduction et opérant dans la direction du trou ovale.

C'était bien le cas de proposer à la malade l'opération ; malheureusement je me contentai du diagnostic et de mes essais de taxis, et me décidai à attendre jusqu'au lendemain, en ordonnant pour le moment des lavements d'huile de lin et des frictions avec la pommade belladonée. En effet, le lendemain, l'état de la malade était tellement bon que je dus croire à une erreur de diagnostic dû aux bons effets du taxis. Mais dans l'après-midi déjà on m'annonçait que la malade se trouvait plus mal ; elle avait les extrémités froides, et ne répondait plus que par monosyllabes ; le pouls était imperceptible ; son état était tel que je crus qu'il existait de la gangrène et que la mort était imminente. En effet, elle mourut le soir même.

Autopsie. — L'autopsie fut faite 36 heures après la mort et malheuheureusement très rapidment.

Je fis une incision de 2 centimètres environ en dedans des vaisseaux cruraux, telle qu'on la fait dans l'opération de Gadermann, et sectionnai tous les tissus jusqu'au pectiné, en coupant la veine saphène. Je divisai ensuite le pectiné et aussitôt au-dessous je trouvai le sac herniaire dont les parois étaient d'une épaisseur remarquable ; j'ouvris ce sac sans qu'il en sortît de liquide et trouvai une anse de l'iléon partiellement gangrénée, d'un bleu rouge foncé, de la grosseur d'un œuf de pigeon, laquelle anse était limitée par la membrane obturatrice au-dessous de la branche horizontale du pubis. Il eût été impossible de faire rentrer cette anse intestinale par des pressions méthodiques exercées du côté de la cuisse, et d'autre part il était difficile de supposer qu'une dilatation non sanglante aurait produit de l'effet. — Mais on eût fait rentrer cette anse après avoir ouvert la cavité abdominale en pratiquant une incision parallèle au ligament de Poupart. Cela était si facile ainsi, qu'aujourd'hui encore je regrette de ne pas avoir administré du mercure en nature. Un examen plus approfondi me fit aussi reconnaître que la partie de l'intestin située au-dessus de l'étranglement était très dilatée, présentant le volume du gros intestin à l'état normal, tandis que la partie située au-dessous de l'étranglement était rétrécie. Ni le collet du sac, ni le canal obturateur ne permettaient même l'introduction du petit doigt. L'inflammation était limitée à la partie étranglée, sur une longueur de quatre à 5 centimètres ; à l'endroit le plus éloigné du collet on trouvait une portion gangrénée, d'un blanc grisâtre, de la grandeur d'une pièce de dix centimes, et s'étendant à toutes les parties constituantes de cette portion intestinale.

Malheureusement, la pièce où j'opérais étant mal éclairée, je ne pus examiner convenablement ni les nerfs, ni les vaisseaux. (In *Deutsche Klinik*, Nr. 22, 1854, 3 juni.)

Observation XIX.

Observation de hernie obturatrice, présentée par M. Lallemant, avec pièce anatomique à l'appui à la Société anatomique. (Extrait des *Bulletins de la Société anatomique*, 1856, p. 253.)

M. Lallemant fait voir une hernie obturatrice trouvée chez une femme qui succomba après avoir présenté les symptômes qui suivent :

Le 22 mars 1856, est entrée à la salle Sainte-Anne, la nommée Hasse, âgée de 53 ans, La gravité de son état l'empêche de donner des renseignements bien complets. Nous apprenons seulement qu'elle a été prise subitement, il y a six jours, de coliques violentes et s'est mise au lit. Depuis lors elle a eu quelques vomissements et n'a pas eu de selles.

Etat actuel. — Face prostrée, faiblesse générale, voix plaintive, pouls petit et fréquent, un peu de chaleur à la peau ; soif vive, langue sèche et rouge, anorexie complète, constipation opiniâtre. Le ventre, un peu ballonné, présente des bosselures dues aux circonvolutions de l'intestin qu'on sent se déplacer sous les doigts. Il est doulourenx à la pression, sans offrir en aucun point une sensibilité plus vive. L'exploration attentive des régions inguinales et de la paroi abdominale, le toucher rectal et vaginal, ne révèlent la présence d'aucune hernie.

Cependant, il est évident qu'il y a un arrêt dans le cours des matières contenues dans l'intestin. Nous diagnostiquons un étranglement interne.

Pendant les six jours que la malade est restée dans les salles, on lui administra en vain eau de Sedlitz, huile de ricin, aloès, lavement de tabac, frictions d'huile de croton, pilules de la même huile. Les purgatifs ne provoquent que quelques selles peu copieuses (trois) et déterminent des vomissements stercoraux. La fièvre est tombée au bout de trois jours, la prostration devient extrême, le pouls est misérable, la circulation difficile ; il y a tendance au refroidissement. Le ventre reste à peu près dans le même état ; seulement il est un peu ballonné. (Remarquons ici qu'une friction d'huile de croton, faite dans ces circonstances, n'a produit aucune éruption.)

M. Duchaussoy. — Le sujet qui a fourni cette hernie n'a pas été vu par M. Lallemand ; nous n'avons donc que des renseignements incomplets, ce qui est sincèrement regrettable. La pièce cependant est encore très digne d'intérêt : je l'ai disséquée avec soin et c'est le résultat de cette dissection que je crois utile de vous exposer.

M. Lallemand nous a présenté cette hernie comme une entérocèle; cela est exact; mais c'est une entérocèle bien différente de ce qu'on a cru. La hernie n'est pas constituée par une anse d'intestin grêle ainsi qu'on l'a exposé : elle est formée par un *diverticulum* long de 3 centimètres seulement et engagé de toute sa longueur dans le trou sous-pubien. L'intestin proprement dit affleure le trou, mais ne s'y engage pas. — Bien plus, sa cavité est parfaitement libre, de sorte qu'on ne peut pas dire qu'il y ait eu obstacle mécanique au cours des matières alimentaires ; l'explication de M. Lallemand sur la cause de la mort perd toute sa valeur par ce seul fait.

Ce petit diverticulum forme une hernie du volume d'un marron, avec cette particularité importante que le sac est adhérent à la hernie dans toute son étendue jusqu'au collet inclusivement. Ces adhérences sont solides, elles paraissent anciennes, et l'union du sac avec l'intestin est si intime que la confusion qu'on en a faite s'explique très naturellement.

En outre, le sac est lui-même adhérent à tout le pourtour du canal ostéo-fibreux dans lequel la hernie est engagée, et bien que cette adhérence paraisse peut-être un peu moins ancienne que la précédente, je dois avouer que, malgré mon désir d'arriver à la détermination de l'agent constricteur, il m'a été impossible de me prononcer comme M. Lallemand pour l'étranglement par le cercle ostéo-fibreux, sans être suffisamment autorisé d'autre part à l'attribuer au collet du sac.

Rappelez-vous maintenant ce que M. Lallemand nous a appris sur les résultats de l'autopsie, et vous aurez tout ce que nous pouvons savoir sur l'anatomie pathologique de cette tumeur. — La hernie, nous a-t-on dit, était à gauche ; elle était formée par une portion de l'intestin grêle répondant à la fin de son tiers supérieur ; la portion d'intestin située au-dessus de la hernie était distendue par des gaz ; le reste du tube intestinale était au contraire affaissé, sauf le côlon, transverse. La hernie était remplie de matières d'apparence chymeuse ; elle n était pas gangrénée, mais simplement congestionnée noirâtre ; il n'y avait pas de traces de péritonite.

Disons-le en passant, si la hernie eut été reconnue sur le vivant et qu'un opérateur hardi eût entrepris de lever l'étranglement, toutes les circonstances que je viens de relater, jointes à des couches celluleuses qui doublaient le sac, l'eût inévitablement jeté dans un grand embarras. Si cet opérateur eût suivi le conseil de Dupuytren et de Cooper en débridant en dedans, il n'eût eu rien à redouter de la lésion des vaisseaux : ils étaient, en effet, placés bien exactement au côté externe de la hernie, ainsi que le nerf obturateur.

Dans la thèse de M. Vinson, on trouve les vaisseaux placés six fois en dehors, six fois en dedans et trois fois en arrière, mais ses trois observations n'ont pas toute la précision désirable. Dans une observation qui a été communiquée en 1851 par M. Chassaignac, à la Société de chirurgie, et dans laquelle on voit deux hernies crurales et une hernie obturatrice sur la même femme, il est dit que les vaisseaux étaient, comme dans notre cas, situés en dehors de la hernie : ce fut une des hernies crurales qui amena la mort avec des symptômes cholériformes.

La hernie, d'après M. Lallemand, était contenue dans une espèce de cavité formée en avant par le premier adducteur et en arrière par le petit adducteur. Cela n'est sans doute pas impossible, mais comme la note n'a pas été rédigée en présence du cadavre, il est permis de croire qu'il y a là une légère erreur. Dans les observations que la science a enregistrées, on voit toujours la hernie située entre le muscle obturateur externe et le pectiné ou le court adducteur : il est même difficile de concevoir que le sac n'ait pas quelque rapport avec l'obturateur, et si l'on réfléchit, en outre, au peu de longueur du diverticulum hernié, on demeurera convaincu que les rapports indiqués dans la note sont inexacts ou tout au moins incomplets.

Observation XX.

Observation d'un cas de hernie obturatrice (thyroïd rupture). Opération. Mort. Par M. George Yeoman Heath (In *The Lancet*, 1857).

Le 15 juillet 1866, M. Heath fut appelé auprès d'une femme âgée de 70 ans, qui, depuis deux jours, se plaignait de coliques vives, de vomissements et de constipation.

A l'examen, on trouve l'abdomen très douloureux à la pression, la langue chargée; le pouls petit, compressible. Les matières vomies consistaient en un mélange de mucosités, de bile et de quelques matières qui avaient été avalées. Ces symptômes semblaient bien révéler l'existence d'une hernie, mais laissaient de l'incertitude sur le siège. Enfin le chirurgien découvrit à la partie supérieure et interne de la cuisse droite une tumeur petite et dure; elle était profondément située à trois quarts de pouce à un pouce en dedans de l'artère fémorale. Les efforts de toux ne lui communiquaient aucune impulsion; elle était sensible au toucher, et la douleur s'irradiait à la cuisse et à la jambe.

Il paraît probable que l'on avait sous les yeux une hernie; mais de quelle nature était-elle ? Elle occupait presque la position d'une hernie crurale lorsqu'elle est encore peu développée et qu'elle n'a pas surmonté le ligament de Poupart ; mais, d'un autre côté, elle semblait située plus profondément, et recouverte par une plus grande épaisseur de parties que lorsqu'il s'agit d'une hernie crurale. L chirurgien essaya de la réduire, mais inutilement, et ses tentatives amenèrent un vomissement ; il put alors entendre du gargouillement dans le ventre. Ces phénomènes le confirmèrent dans son opinion sur la présence d'une hernie, et l'on décida l'opération.

Opération. — Une incision d'un pouce sur le siège de la tumeur divisa le fascia superficialis et profond et mit à nu le muscle pectiné. On sentait distinctement la tumeur derrière ce muscle, et elle présentait l'élasticité caractéristique des intestins distendus par des gaz. Au devant du pectiné était couché un large nerf, dont l'attouchement fit naître une vive douleur, qui s'étendit le long de la cuisse, au genou et à la jambe. On sépara avec le manche du bistouri les bords contigus du pectiné et de l'adducteur, et l'on découvrit une petite tumeur globuleuse, recouverte d'une couche de tissu celluleuse dont la dissection mit à nu le sac herniaire. Lorsqu'il fut ouvert, on rencontra une couche de sang à demi coagulé ressemblant à de la gelée de cassis ; dès qu'elle fut enlevée, on put apercevoir l'intestin, d'une couleur sombre, très congestionné, mais sans apparence de gangrène. L'opérateur, après avoir détruit avec le doigt quelques adhérences qui s'étaient établies entre le sac et l'intestin, introduisit une sonde conductrice à travers le trou obturateur. On put alors parfaitement apprécier que l'instrument était en contact avec l'os en avant et en dehors, et avec des parties molles en arrière et en dedans. Une petite incision pratiquée en dedans avec un bistouri, guidé le long de la sonde, permit de faire rentrer la hernie. Puis on s'assura que l'ouverture était parfaitement libre. La malade ne perdit pas plus d'une once de sang pendant l'opération. On rapprocha les bords de la plaie avec quelques points de suture et des bandelettes agglutinatives.

Le lendemain 16, la malade a encore vomi, bien que les intestins ne soient point sortis de nouveau. La plaie présente un aspect satisfaisant. (Lavement avec l'huile de ricin et de térébenthine.)

A midi du même jour, les symptômes ne se sont point amendés ; les forces s'affaiblissent. Le chirurgien enlève les sutures et les bandelettes. La plaie est belle au dehors, mais de son fond s'échappe une matière fétide. La sonde passe librement, à travers le trou obturateur, dans l'abdomen.

Le 17, dans la matinée, trente-six heures après l'opération, la malade succomba.

L'autopsie ne fut pas accordée. (In *Gazette médicale de Paris*, 1857. N° 46, p. 722.)

Observation XXI.

Hernie obturatrice. Opération, mort, par M. Nuttal. (In *British medical Journal*, 1857.)

Une femme de 75 ans était depuis huit jours prise de tous les signes d'une hernie étranglée. Le pouls était à 100° ; le ventre tendu et douloureux, la percussion suffisait pour produire des vomissements bilieux ; les régions inguinales ne présentaient rien de particulier ; mais en poussant un peu vivement dans la région crurale gauche, sur un espace très petit, on déterminait de vives douleurs et même des vomissements bilieux ; on se borna à administrer du calomel et de la coloquinte jusqu'au lendemain.

Ce jour-là, les symptômes avaient augmenté d'intensité, les vomissements étaient devenus stercoraux ; on soupçonna une hernie obturatrice.

L'opération fut pratiquée comme pour une hernie crurale ; puis on insinua le doigt entre les muscles adducteurs : là on sentit une petite tumeur arrondie, dure, élastique, qui se réduisit brusquement sous l'influence d'une pression légère. La malade éprouva un soulagement immédiat ; mais malgré l'opium, les purgatifs, etc., elle succomba le quatorzième jour de l'opération.

A l'autopsie on trouva une ulcération de l'iléon aussi nette que si c'était une plaie par instrument tranchant ; les matières fécales ne s'en étaient point cependant échappées. Le trou obturateur n'était pas plus grand que celui du côté opposé. (In *Gazette médicale de Paris*, 1859, n° 5, p. 76.)

Observation XXII.

Hernie obturatrice étranglée, opération, guérison, par F.-W. Lorinser (In *Gaz. hebd. de médecine et de chirurgie*, t. IV, p. 150, 1857).

Une femme de 65 ans, petite, maigre et chétive, en voulant soulever un objet pesant, ressentit dans la région de l'aine gauche une douleur qu'elle comparaît à celle d'une rupture. Bientôt il survin des douleurs dans le ventre et des nausées, puis une constipation opiniâtre ; au bout de quelques jours, enfin, elle eut des vomissements, d'abord de substances alimentaires, ensuite de matières stercorales. Le onzième jour de la maladie, on constate l'état suivant : teint pâle, expression de souffrance, joues creusées, yeux assez animés, non caves ; réponses vives et promptes, langue un peu sèche, couverte d'un enduit blanc, soif modérée, envies incessantes de vomir. Les vomissements succèdent constamment à des douleurs vives ; constriction dans la région ombilicale ; la malade rejette alors un liquide stercoral de couleur brune. Abdomen médiocrement ballonné, sensible au toucher, mais non douloureux ; il donne à la percussion un son tympanique ; la pression profonde développe des douleurs très vives du côté gauche, au-dessus du ligament de Poupart, près de la symphyse des pubis. Le canal inguinal et le canal crural sont libres, et ne présentent rien d'anormal.

En examinant la partie supérieure de la cuisse gauche, on s'aperçoit que l'espace triangulaire compris entre le ligament de Poupart en haut, le long (moyen) adducteur en dedans et les vaisseaux cruraux en dehors, au lieu d'être déprimé comme à droite, est soulevé par une tumeur qui soulève le muscle pectiné en avant ; cette tumeur, du volume d'un œuf de poule, se prolonge en haut dans le trou sous-pubien, et descend obliquement en dedans, vers le bord externe du long adducteur (moyen) ; elle est douloureuse à la pression ; ses parois ne sont point tendues : elles sont plutôt souples et élastiques. La peau qui recouvre la tumeur a son aspect normal ; la percussion y donne un son *plein, profond, tympanique.*

En portant le doigt dans le vagin on sent à la face postérieure du trou ovale une tumeur un peu tendue, douloureuse à la pression, qu'il est impossible de déplacer. Les mouvements imprimés à la cuisse développent dans la tumeur des douleurs vives qui descendent le long de la face interne du membre, jusque vers le genou. Pouls médiocrement accéléré ; peau chaude et moite.

Le diagnostic, facilité dans ce cas par l'émaciation de la malade, fut : hernie obturatrice ; en raison de la durée de l'affection et des résultats fournis par la percussion, on pensa que l'intestin s'était perforé par gangrène et que les gaz intestinaux s'étaient épanchés dans le sac herniaire.

Opération. — La malade fut placée horizontalement sur une table à opération, les membres inférieurs étendus, celui du côté gauche dans la rotation en dehors. Un pli fait à la peau qui recouvrait la tumeur fut traversé à sa base et incisé de dedans en dehors. L'incision qui en résulta avait deux pouces d'étendue ; elle commençait un demi-pouce en dehors de l'épine du pubis et se dirigeait obliquement en bas et en dedans. Le chirurgien divisa ensuite dans la même direction le tissu cellulaire sous-cutané et le fascia lata ; les muscles pectiné et long adducteur étant ainsi découverts, le premier fut divisé sur la sonde cannelée dans le sens de l'incision de la peau. Au-dessous de lui on trouva une couche celluleuse imbibée de produits d'exsudation et recouvrant le sac herniaire : celui-ci se déchirait facilement et avait une couleur foncée. Ouvert, il donna issue à un liquide en partie séreux, en partie purulent, exhalant une odeur fétide, et mêlé de grumeaux de matières stercorales. Le doigt porté dans la cavité du sac reconnut qu'elle était bornée en haut par la membrane obturatrice, au bord supérieur de laquelle se trouvait l'intestin affaissé et retenu par des adhérences partielles ; la base de la tumeur s'engageait dans une fente longitudinale de la membrane obturatrice. Le volume de l'organe hernié était celui d'une petite noix muscade. Derrière l'intestin, à l'angle inférieur de la fente, l'auteur crut sentir les battements de l'artère obturatrice. La situation profonde des parties ne lui permit point de s'assurer de leur état par la vue. Jugeant que l'intestin avait été simplement pincé et que les matières intestinales trouvaient un écoulement facile, il ne débrida point, de crainte de détruire les adhérences récentes développées entre l'intestin et le trajet du canal obturateur et de déterminer un épanchement de ces matières dans le péritoine. La cavité du sac fut lavée à l'aide d'injections d'eau tiède, puis on y plaça un linge de toile et l'on fit des applications froides. Un lavement d'eau tiède fut administré toutes les demi-heures pendant le premier jour, moins fréquemment les jours suivants : la malade rendit de la sorte des matières fécales en assez grande abondance. Les accidents s'étaient calmés immédiatement après l'opération. L'écoulement par l'anus artificiel, très abondant dans les premiers temps, diminua progressivement, grâce aux bourgeons charnus qui ne tardèrent pas à rétrécir l'orifice de l'intestin. L'appétit revint bientôt et avec lui les forces de la malade. Au mois d'octobre, l'ouverture accidentelle admettait à peine la pointe d'une aiguille et ne fournissait que trois ou quatre gouttes de liquide par jour. La guérison fut complète au mois de novembre. (In *Gazette hebdomadaire de médecine et de chirurgie*, tome IV, p. 150, 1857.)

Observation XXIII.

Hernie sous-pubienne. Etranglement. Mort. Autopsie. (J. Didion, chirurgien de l'hôpital Bon-Secours, de Metz. In *Gaz. des hôpitaux*, nº 17, 1860.)

Catherine H..., âgée de 64 ans, couturière, demeurant à Metz, est entrée à l'hôpital Bon-Secours le 29 juin 1858. Elle est d'un tempérament lymphatico-sanguin, d'une constitution peu robuste.

Le 30, à la visite du matin, cette femme se plaint de douleurs de ventre et de vomissements. Elle a le visage anxieux. Depuis huit ou dix jours elle n'a pas été à la selle et vomit tout ce qu'elle prend. Le vase qu'on lui a donné est à moitié rempli d'une substance semi-liquide, de couleur jaunâtre, et qui répand une odeur infecte de matière fécale. Le ventre est ballonné irrégulièrement, sonore, résonnant vers le centre et l'hypochondre gauche, plus mat vers l'hypochondre droit dans sa partie déclive ; il est très sensible à la pression, douloureux surtout vers l'ombilic.

La langue est recouverte d'un léger enduit blanchâtre ; le pouls est petit, fréquent, 80 à 84 pulsations ; pas de toux ; l'intelligence est très nette. La malade ne croit pas avoir de hernie ; elle n'a jamais eu de bandages. Le pli de l'aine, examiné avec beaucoup de soin, ne présente aucune tumeur, aucun gonflement : il n'y a ni hernie inguinale, ni hernie crurale des deux côtés. La malade dit cependant avoir eu, à différentes reprises, des accidents analogues ; elle affirme être restée plusieurs jours déjà sans aller à la garde-robe, éprouvant de vives douleurs abdominales, accidents qu'elle a fait disparaître en buvant des quantités d'eau considérables.

Elle n'a jamais eu de péritonite, ni de fièvre typhoïde, mais elle a eu de nombreuses bronchites.

Le diagnostic fut celui d'un étranglement interne. — Limonade gazeuse, potion purgative avec 40 grammes d'huile de ricin, un bain.

Le 1er juillet, même état que la veille. Le ventre est ballonné ; pas de selle, les vomissements ont persisté. — 60 grammes d'huile de ricin, frictions avec pommade belladonée, lavement purgatif.

Le 2, même état. La malade a vomi la potion, bien qu'elle eût été administrée à des doses fractionnées. On a remarqué à la racine du nez, autour des sourcils, une substance blanche, pulvérulente, adhérente à la peau et comme sécrétée par elle. — Deux gouttes d'huile de croton, frictions, lavement purgatif.

Le 3, les vomissements ont reparu, après avoir cessé quelques heures. La malade a des douleurs dans la cuisse gauche qu'on soutient fléchie sur un coussin. — 4 gouttes d'huile de croton, frictions avec pommade mercurielle belladonée, bouillon.

Le 4, pas de selle ; persistance des vomissements. Le pouls devient plus petit et plus fréquent, le ventre est au même degré de ballonnement. — 0,50 centigrammes de calomel, frictions mercurielles belladonées, cataplasmes, bouillon.

Le 5, les traits sont altérés ; les yeux cerclés et enfoncés ; le pouls est intermittent ; mêmes accidents. — Infusion de café noir et de séné, cataplasmes, frictions, bouillon.

Le 6, les traits sont encore plus altérés, le regard fixe, la peau froide. La malade meurt à neuf heures du matin.

Autopsie vingt-quatre heures après la mort. — Rigidité cadavérique médiocre; peu d'embonpoint du sujet ; le ventre, affaissé sensiblement depuis la mort, présente une large surface d'un brun jaunâtre qui tranche sur la coloration blanchâtre du reste du corps. La paroi abdominale, enlevée avec précaution, présente quelques adhérences lâches avec la surface de l'intestin. L'épiploon intact soulevé, les anses intestinales apparaissent dilatées, distendues, d'une teinte rougeâtre manifeste, adhérentes entre elles sur plusieurs points, à l'aide d'une fausse membrane rosée, très mince, résultant évidemment d'une péritonite légère. Ni sérosité, ni pus dans la cavité abdominale.

L'estomac n'est pas distendu, il est d'un blanc mat, tranchant sur la couleur rouge de l'iléon; en soulevant l'intestin sans opérer de tractions, on arrive à la partie étranglée ; l'intestin grêle est engagé dans le canal qui livre passage aux vaisseaux et nerf sous-pubiens du côté gauche. La partie de l'intestin dirigée de droite à gauche, est énormément distendue par des gaz ; l'autre partie, qui se porte du canal sous-pubien vers l'hypochondre gauche, est aplatie et du diamètre ordinaire. De légères tractions opérées sur l'une et l'autre de ces parties ne peuvent les dégager. L'orifice obturateur interne droit est complètement libre.

Une dissection attentive est faite à la région antérieure et supérieure de la cuisse; après avoir incisé le *fascia crebriformis*, écarté la veine puis l'artère fémorales, incisé le muscle pectiné, on arrive à une tumeur arrondie qui est manifestement la partie engagée de l'intestin. Cette tumeur, du volume d'une grosse noisette, située au devant du tronc sous-pubien, reposant sur le muscle obturateur externe, a contracté des adhérences cellulo-fibreuses avec les ligaments du trou obturateur. Elle est formée par un petit sac d'enveloppe renfermant une portion d'intestin à laquelle est accolée une tumeur cellulo-graisseuse qui remplit le sac et adhère à l'intestin d'une manière intime; il semble que l'intestin, s'engageant dans le canal obturateur, ait poussé devant lui une pelote de tissu cellulo-graisseux qui a bientôt contracté des adhérences avec lui; cette pelote s'étalant de plus en plus en dehors du canal obturateur, a attiré à elle la portion d'intestin engagée dans le canal, d'où l'irréductibilité de la tumeur, l'étranglement de l'intestin. En enlevant avec la scie la branche horizontale du pubis, on peut dégager l'intestin qui apparaît avec la tumeur qui lui est opposée; il y a un collet bien évident, et les vaisseaux obturateurs sont en arrière de la hernie. Séparée de l'intestin par la traction, la tumeur cellulo-graisseuse, infiltrée de sérosité sanguinolente en met à nu la tunique musculaire.

Si, maintenant, nous incisons l'intestin, nous trouvons la portion comprise entre l'estomac et l'étranglement énormément dilatée par des gaz et une matière jaunâtre, semi-liquide, d'odeur infecte, identique avec celle rendue par les vomissements; la muqueuse présente une rougeur assez uniforme résultant d'une injection en arborisation de ses vaisseaux sanguins; sa consistance est moindre qu'à l'état normal. A l'étranglement la muqueuse n'est pas sensiblement ramollie, sa teinte est d'un vert sombre, l'intestin y présente une dépression très marquée, logeant la pulpe du doigt et coiffée de la tumeur herniée; pas de trace de ramollissement ou de gangrène des parois intestinales.

Au-dessous de l'étranglement, distant de 1,70 du cæcum, l'intestin grêle présente des conditions tout à fait normales; l'estomac et les autres portions du tube digestif ne présentent rien à noter.

En résumé, la nommée Catherine H... a succombé à l'étranglement d'une hernie sous-pubienne, probablement ancienne et irréductible. (In *Gazette des hôpitaux*, 9 février 1860, n° 17, p. 66.)

Observation XXIV.

Hernie obturatrice. Mort. Par M. Josse, de l'Hotel-Dieu, d'Amiens. (In *Revue de thérapeutique médico-chirurgicale*, t. IX, p. 145, 1861.)

La nommée Douai (Elisabeth), âgée de 78 ans, est entrée à l'Hôtel-Dieu, le 31 janvier 1861, dans le service du Dr Josse. Depuis la veille au soir, cette femme éprouve tous les symptômes d'un étranglement herniaire (vomissements de matières stercorales, absence de selles, etc., etc.). Cependant l'inspection des parois du ventre ne fait découvrir aucune tumeur ni dans la région inguinale, ni dans les autres points, où se montrent habituellement les hernies. Au contraire l'abdomen est flasque; seulement la malade accuse une douleur violente, augmentant à la pression, dans la région iliaque gauche. Cette douleur apparut subitement après une selle que la malade avait eue la veille de son entrée à l'hôpital.

A la visite du vendredi matin, le Dr Josse trouve la malade dans le même état de souffrance. Mais l'absence de toute tumeur herniaire lui fit passer en revue les diverses affections pouvant donner lieu aux symptômes observés. Toutefois, le défaut de ballonnement du ventre, le peu d'intensité des symptômes généraux, éloignent l'idée d'un volvulus ou d'une péritonite suraiguë.

Samedi matin les symptômes tendent à s'aggraver. Les vomissements de matières stercorales sont plus rapprochés, tandis qu'il y a absence complète de selles. Alors les commémoratifs amènent le Dr Josse à reconnaître la présence d'un pessaire volumineux qui séjournait depuis longtemps dans le vagin. Son extraction n'amène point la rémittence des symptômes qu'on avait espérée d'abord ; et malgré l'usage des purgatifs, le mal continuant à faire des progrès, la malade succombe le lundi matin, 4 février 1861, sans qu'on ait pu porter un diagnostic certain. La déclaration que la malade avait faite de n'avoir jamais eu de hernie avait éloigné aussi l'idée d'un étranglement interne.

Nécropsie. — Trente-six heures après la mort, l'abdomen, flasque à l'arrivée de la malade, est légèrement météorisé, mais aucune tumeur ne fait saillie. L'ouverture du ventre fait voir l'intestin grêle distendu par des gaz et fortement injecté dans la partie située au-dessous de l'étranglement. On trouve une anse de l'iléon entièrement engorgée dans le canal sous-pubien gauche, toute la partie d'intestin située au-dessous est à l'état normal. Le sac admet très facilement l'extrémité du pouce, ses parois sont très épaissies. Il est logé entre la membrane obturatrice et le muscle obturateur externe. Le nerf et les vaisseaux obturateurs se trouvent à la partie supérieure et externe du collet du sac. Du côté droit, le péritoine engagé dans le canal sous-pubien présente un infundibulum ne contenant aucune anse intestinale, mais qu'on pourrait considérer comme un sac vide. Cet infundibulum admettait l'extrémité du médius. (In *Revue de thérapeutique médico-chirurgicale*, t. IX, p. 146, 1861.)

Observation XXV.

Cas de hernie obturatrice, incarcérée et réduite, par le Dr Werner. (In *Wurtemb. med. Correspond. Blatt*, et *Journal de médecine de Bruxelles*, décembre 1862. Résumée in *Bull. génér. de thérap.* t. LXIII, p. 576, 1862.)

Il s'agissait d'une paysanne de 29 ans, mère de trois enfants, qui présentait tous les signes d'une hernie étranglée, avec douleur provoquée par l'examen dans la région du trou ovale, et l'on finissait par trouver, au milieu de petites glandes lymphatiques engorgées, une tumeur du volume d'une noisette, fort douloureuse à la pression. En introduisant ensuite dans le vagin deux des doigts de la main gauche, l'auteur ne put les élever plus haut que la branche horizontale du pubis. Pour la réduction de cette hernie, M. Werner combina une pression externe pratiquée à travers les parois abdominales avec une traction dirigée en dedans, en arrière et en haut, au moyen de l'autre main introduite dans le vagin. Immédiatement après la réduction de la hernie, cette main put naturellement dépasser la branche horizontale du pubis.

Observation XXVI.

Hernie obturatrice. Opération, par W. Coulson. (In *Gaz. hebdom. de médecine et de chirurgie*, 1863.)

Madame S..., âgée de 60 ans, fut prise de constipation le 13 novembre 1861. Elle s'adressa le 15 à M. Bolton qui, après avoir recherché s'il n'y avait pas de hernie, donna du calomel et de la coloquinte. Plusieurs autres purgatifs, des lavements de térébenthine furent administrés sans autre effet que l'éjection de quelques matières fécales. Le 24 novembre, M. Goddard, et le 27, M. Coulson, furent appelés en consultation. On crut à une obstruction du gros intestin. et lorsque M. Coulson fut appelé, on croyait à la nécessité de pratiquer un anus artificiel. Le 28, une sonde fut introduite par l'anus, et une injection d'eau tiède fut pratiquée dans le rectum et le côlon. La percussion permit de constater que le liquide avait pénétré jusqu'à la valvule iléo-cæcale. Le 29, la malade s'affaiblissait, la douleur et les vomissements ne s'étaient pas arrêtés, on se décida à pratiquer l'ouverture de l'abdomen.

Après avoir vidé la vessie par le cathétérisme et endormi la malade, M. Coulson fit sur la ligne médiane, à un pouce au-dessous de l'ombilic, une incision longue de trois pouces. La ligne blanche divisée, une petite incision fut faite au péritoine pour permettre l'introduction du doigt. Le cæcum fut trouvé vide, mais la distension des intestins grêles empêchait de pouvoir s'assurer, sans élargir l'ouverture abdominale, du siège de l'obstruction intestinale ; la plaie fut agrandie, les intestins distendus furent mis à découvert, mais sans laisser voir encore le siège de l'obstacle. M. Coulson enfonça la main vers le cæcum et rencontra une portion d'intestin affaissé. Il le suivit anse par anse et arriva ainsi au trou obturateur gauche, dans lequel se trouvait solidement engagée une anse intestinale. Il éprouva quelque difficulté à l'en dégager, mais avec de grandes précautions il put arriver à le faire sans accidents. La portion herniée comprenait deux pouces de l'iléon, fort congestionné, mais moins toutefois qu'on aurait pu le prévoir. L'intestin fut replacé dans le ventre et la plaie fut réunie par six points de suture et des bandelettes adhésives.

Le soir, la malade était fatiguée d'abondantes évacuations alvines et ressentait des douleurs dans l'abdomen. Les évacuations continuèrent et la mort survint le lendemain. (In *Gazette hebdomadaire de médecine et de chirurgie*, t. X, p. 774, 1863.)

Observation XXVII.

Hernie obturatrice [étranglée. Cas communiqué par M. Spencer Watson à la Pathological Society, 6 mars 1866, t. I, p. 426.)

La malade était une femme de 76 ans qui avait tous les symptômes de la hernie étranglée, sans aucun signe qui fût de nature à faire préciser le siège même de la hernie. Elle portait une vieille hernie inguinale gauche, facile à réduire, et le seul point où l'on pouvait constater un léger gonflement anormal (lequel aurait pu indiquer la nature précise du cas), était situé à la partie supérieure du triangle de Scarpa du côté droit. Ce gonflement paraissait dû toutefois à une augmentation de volume des ganglions de cette région. La hernie était petite ; elle occupait le canal obturateur gauche ; l'intestin présentait des ulcérations de sa muqueuse, mais le péritoine était intact. (In *Medical Times and Gazette*, t. I, p. 426.)

Observation XXVIII.

Hernie obturatrice étranglée à droite. Engorgement ganglionnaire. Diagnostic incertain. Mort. Autopsie (par Rœser). (Traduit de l'allemand, Ier *fascicule des Arch. gen phys. Heilk.* Stuttgard.)

Un homme de 50 ans qui, douze ans auparavant, avait contracté la syphilis et portait dans la région inguinale droite plusieurs petites tumeurs ganglionnaires, accusait depuis nombre d'années de fréquentes coliques, qui généralement se passaient après quinze ou vingt heures de durée.

Le 30 juillet au soir, en faisant des foins, il est pris subitement d'une vive douleur abdominale, s'irradiant dans la cuisse droite et suivie dans la nuit de plusieurs vomissements. On diagnostique une inflammation intestinale et on prescrit une saignée et une potion opiacée.

Jusqu'au 4 juillet, on continue à traiter le malade par les antiphlogistiques et les purgatifs, sans produire aucun amendement dans les symptômes.

Le 4, au matin, le docteur Rœser le voit pour la première fois ; les traits sont affaissés, altérés ; la langue, peu chargée, ni rouge, ni sèche ; soif vive ; respiration gênée ; ventre ballonné ; les circonvolutions intestinales ne se dessinent pas nettement à travers les parois abdominales distendues ; cependant la saillie de quelques points de l'abdomen et surtout de la région sus-ombilicale donne à la surface du ventre un aspect inégal. Le son, à la percussion, à peu près le même partout, n'a pas de caractère tympanique bien prononcé, d'où il est rationnel de conclure que les intestins sont distendus, non par des gaz, mais par des matières plus denses.

L'idée de l'existence d'un volvulus, d'un étranglement interne, se présente tout d'abord à l'esprit de l'observateur ; toutefois, il l'abandonna bientôt, considérant l'uniformité de la résonnance et de la résistance abdominales. Dans la supposition d'un étranglement interne, le point qui en est le siège serait plus dur au toucher et paraîtrait comme globuleux, surtout en regard du point étranglé et immédiatement au-dessus de lui ; en outre, la percussion y donnerait un son beaucoup plus mat.

De plus, il n'existe aucune partie du ventre qui soit plus douloureuse ; il est également sensible à la pression dans toute son étendue ; la douleur n'a pas l'intensité de celle qui s'observe dans la péritonite. D'une intensité toujours égale, une forte pression ne l'augmente pas notablement. Les vomissements reviennent à des intervalles de six à huit heures ; le malade rend, par une sorte de régurgitation, une grande quantité de matière aqueuse ayant la couleur de l'argile et une odeur stercorale.

Il n'existe aucune apparence de hernie étranglée. La région pubienne n'offre à l'inspection rien d'anormal, le pli inguino-crural est parfaitement semblable des deux côtés ; à droite, le toucher découvre des ganglions durs, mais insensibles à la pression ; il n'en existe pas à gauche. La détermination avec les doigts de la situation précise des branches horizontale et descendante du pubis (ce qui exigeait beaucoup d'attention, vu l'épaisseur des chairs chez le malade) conduisit sur l'angle où elles se rencontrent, angle qui lui-même correspond au point d'émergence des vaisseaux obturateurs ; une pression forte, exercée sur cet angle, développa tout à coup une vive douleur, à laquelle la même manœuvre, répétée du côté gauche, ne donna pas lieu. D'ailleurs, point de tumeur profonde, point de gonflement insolite en dehors des ganglions lymphatiques et distincte de ceux-ci, qui pût rendre raison de cette différence de sensibilité dans les deux régions inguinales successivement explorées.

Ne pouvait-il pas se faire que la douleur perçue à droite provînt d'un ganglion actuellement enflammé? Cette complication était de nature à rendre le diagnostic incertain.

Considérant, toutefois, le siège précis de la douleur qui se prolongeait de 2 à 4 centimètres en dehors de l'angle formé par les deux branches du pubis; réfléchissant, en outre, à la succession et à la nature des accidents éprouvés par le malade, le docteur Rœser s'arrêta au diagnostic d'une hernie sous-pubienne et se décida à essayer le taxis sur le malade presque expirant.

Pour cela, une sorte de massage fut exercé sur la région douloureuse avec les doigts de la main droite, tandis que la main gauche déprimait fortement la paroi abdominale vers le sacrum. Mais la dyspnée, le gonflement du ventre, s'opposèrent à ce que cette manœuvre pût être faite convenablement. Après plusieurs essais infructueux, le chirurgien y renonça.

L'état du malade s'aggravant de minute en minute, le pouls devint petit, précipité, intermittent, les extrémités se refroidirent ; on lui fit alors avaler 90 grammes de mercure métallique; il n'y eut pas de nouveaux vomissements; pas de selles ; les douleurs cessèrent insensiblement et le malade succomba dans la soirée.

Autopsie. — L'intestin grêle est énormément distendu par des gaz et des liquides ; il a contracté des adhérences dans la région droite de l'excavation pelvienne. Après qu'on eut détaché le mésentère jusqu'à environ un pied du cæcum, le poids de l'intestin déchire ces adhérences, et il s'échappe du trou ovulaire une petite portion d'intestin semblable à un diverticule ayant un bon pouce d'épaisseur, une longueur un peu moindre et une coloration rouge foncé. Ce diverticule se continue avec la paroi décolorée du tube intestinal au niveau du bord opposé au mésentère. Le point d'où il vient de s'échapper est l'orifice situé à l'angle supérieur et interne du trou ovalaire dans lequel il s'était étranglé. Il comprend environ les trois quarts de la paroi du tube, ce qui rend le reste de la cavité presque complètement imperméable.

Aussi, en descendant, trouve-t-on l'intestin grêle et le gros intestin vides et revenus sur eux-mêmes. La surface interne de la portion d'intestin hernié est d'un rouge foncé comme sa surface externe, et l'une et l'autre présentent de petits épanchements de sang formant des ecchymoses, ce qui fait paraître les parois intestinales comme boursouflées, infiltrées qu'elles sont de sérosité sanguinolente.

L'orifice du canal sous-pubien droit, et par conséquent celui du sac herniaire, est également d'un rouge foncé ; l'index y pénètre aisément à un pouce et demi de profondeur et se trouve alors dans un sac clos. Le péritoine du petit bassin ayant été détaché au voisinage du trou ovalaire et tendu graduellement avec une certaine force, on parvint à extraire la portion de séreuse qui formait le sac et à la faire rentrer du dehors en dedans. On reconnut alors qu'elle était d'un rouge foncé et recouverte d'ecchymoses noirâtres.

Après avoir réintégré ce petit sac dans sa première position à travers le trou ovale, on ne parvint que très difficilement à atteindre le siège de l'étranglement et à inciser la portion fibreuse de l'anneau constricteur. Le docteur Rœser en conclut que le débridement d'une semblable hernie sera toujours une opération très difficile.

Il est à noter que le trou ovalaire gauche présentait également, au point d'émergence des vaisseaux obturateurs, une ouverture dans laquelle l'extrémité du doigt pénétrait d'un demi-pouce, sans pouvoir aller au delà, aboutissant ainsi à un véritable cul-de-sac. (Extrait du Mémoire sur la hernie obturatrice de M. A. Forget, in *Union médicale*, 20 décembre 1866, nº 150, p. 562 et suiv.)

Observation XXIX.

Hernie obturatrice étranglée, compliquée d'une hernie crurale à gauche. Opération de cette dernière. Mort de la malade. Autopsie. Observation du Dr Rotteck. (Traduit de l'allemand, 1er *fascicule des Arch. gén. phys. Heilk.* Stuttgard.)

Une vieille femme de 76 ans, dans un effort de garde-robe, fut prise subitement, le 20 décembre, d'une vive douleur dans le ventre et dans la cuisse gauche. Le lendemain, avec la persistance de cette douleur, il y a des renvois, des nausées, de la constipation et un mouvement fébrile.

On fit peu d'attention à ces accidents qui, à différentes reprises, s'étaient déjà manifestés chez cette femme et s'étaient promptement dissipés.

Le chirurgien mandé par la malade apprit que, dans la soirée où l'accident s'était déclaré, une grosseur avait apparu en haut et en dedans de la cuisse gauche et avait disparu pendant la nuit qui précéda sa visite.

Les phénomènes actuels sont identiquement les mêmes que dans les deux dernières attaques dont la malade conserve le souvenir. C'est, dit-elle, une douleur subite au même instant qu'elle a senti *quelque chose qui s'est glissé dans la cuisse*. Cette douleur, qui a envahi successivement de l'hypogastre tout l'abdomen, se propage à la cuisse où elle est continue surtout à la partie interne.

Du 21 au 22, les renvois, les nausées sont continuels ; le 23, il y a plusieurs vomissements qui contiennent des matières fécales.

L'examen du ventre fait alors découvrir au voisinage de l'anneau crural gauche une très petite tumeur qui, au toucher, simule assez bien un ganglion lymphatique non induré ou une varice, et qui n'est pas douloureuse. La pression à ce niveau détermine, il est vrai, de la douleur, mais celle-ci semble siéger plus bas et un peu au-dessous. Une pression profonde derrière la branche horizontale du pubis provoque également de la douleur de ce côté. On constate en même temps, plus au toucher que par la vue, que la fosse triangulaire sous-inguinale, très marquée chez la malade fort amaigrie, est plus pleine à gauche qu'à droite, et c'est précisément le fond de cette fossette qui, à une pression profonde, est le point le plus sensible. Il est aussi évidemment moins résistant et plus élastique que le même point du côté droit.

Ces différences sont-elles dues à la présence de la petite tumeur déjà signalée ? C'est peu probable, car elle ne s'étend pas jusqu'au fond même de la fossette, n'ayant que le volume d'une noisette, et après une pression prolongée, elle cesse d'être perçue d'une façon distincte, les autres symptômes différentiels persistant, au contraire. Néanmoins, on considère cette tumeur comme produite par une hernie crurale fort petite.

Après quelques essais de réduction infructueux, les vomissements de matières stercorales persistant, on résolut de pratiquer l'opération, qui eut lieu le 24 au matin, par le docteur Rotteck, assisté du professeur Stromeyer.

Après l'incision de la peau, on trouva, à l'orifice externe du canal crural, en dedans des vaisseaux cruraux, un petit sac membraneux vide ayant la longueur environ d'un dé à coudre. Ce petit sac, capable d'admettre l'extrémité du doigt, était facilement refoulé dans le canal crural et en sortait aussi aisément. Flasque, aplati, ne contenant pas d'intestin, exempt de toute lésion pathologique, il n'y avait aucune indication de l'ouvrir; aussi, on se borna à le replacer dans la cavité abdominale, bien convaincu qu'on n'avait pas levé l'obstacle auquel étaient dus les symptômes de l'étranglement. Il n'était guère possible, en effet, vu l'apparence normale de ce sac herniaire, d'admettre que l'intestin étranglé, d'abord contenu dans sa cavité, se fût réduit spontanément pendant l'opération ou peu de temps auparavant.

Tous les phénomènes d'étranglement persistèrent, en effet, jusqu'au lendemain de l'opération, et, le 25 au soir, la malade succomba.

Autopsie.— L'autopsie, faite le lendemain du jour de la mort, montra une partie de l'intestin grêle, longue de 2 décimètres au niveau de l'anneau crural gauche, visiblement rétrécie, comme si elle avait été comprimée et serrée peu de temps avant la mort; cette portion d'intestin, ni très hyperhémiée, ni enflammée, a une coloration rouge, avec quelques arborisations, ce qui établit un contraste marqué entre elle et le reste de l'intestin, beaucoup plus pâle. Le doigt auriculaire pénétrait aisément dans l'anneau crural ; le petit sac herniaire, vide, était de nouveau sorti de l'abdomen et renversé dans la plaie.

En retirant les intestins de la fosse iliaque, on s'aperçoit qu'une partie de l'intestin grêle est assez fortement retenue au niveau du trou ovalaire, et on y constate, ce qui explique tous les accidents, l'existence d'une hernie obturatrice étranglée. Après avoir disséqué et renversé les muscles de la région, on voit, à l'extérieur du trou sous-pubien, une tumeur herniaire arrondie, dont le volume en relief dépasse celui d'un œuf de pigeon; elle est dure, résistante et d'une couleur rouge noirâtre. Par des tractions dirigées de dehors en dedans, on put faire rentrer dans le bassin la portion herniée, sans la déchirer, le sac restant à l'extérieur. Cette anse intestinale avait, dans l'étendue de 2 à 3 centimètres, la même coloration foncée que le sac. On ne constata d'ailleurs aucun point de gangrène. (Extrait du Mémoire sur la hernie obturatrice de M. A. Forget, in *Union médicale*, 20 décembre 1866, n° 150, p. 566 et suiv.)

Observation XXX.

Hernie obturatrice. Pièce anatomique et observation communiquées par M. L. Labbé à la Société de chirurgie, dans sa séance du 7 novembre 1866. (*Bull. de la Soc. de chir.*, 1866, p. 436.)

F... (Jeanne), veuve T..., 81 ans, blanchisseuse, admise à la Salpêtrière le 14 mai 1863, entrée à l'infirmerie le 21 mars 1866, salle Saint-Michel, lit nº 11, dans le service de M. le Dr Labbé.

Cette malade a été reçue dans le service pour un eczéma de la vulve, présentant tous les symptômes ordinaires de cette affection, prurit intolérable, gonflement, rougeur, suintement, etc.

Les ganglions inguinaux sont excessivement hypertrophiés; au nombre de deux ou trois de chaque côté, à la partie interne de la région, ils ne roulent pas sous le doigt, mais peuvent cependant être déplacés en causant une certaine douleur à la malade.

La santé générale est assez bonne ; pas d'autre infirmité qu'une surdité générale assez prononcée; embonpoint développé.

Le 22. Le lendemain de son entrée à l'infirmerie, on lui prescrit une bouteille d'eau de Sedlitz et des cataplasmes de fécule de pomme de terre sur la vulve. Le soir même, elle se plaint de coliques violentes, après avoir été plusieurs fois à la selle. Cataplasmes laudanisés sur le ventre.

Le 23. Les coliques continuent, les selles ont cessé ; mais alors commencent des vomissements jaunâtres qui se répètent assez fréquemment. La malade ne peut prendre aucun aliment sans le rendre à l'instant.

Une de ses parentes, employée à l'infirmerie générale, est interrogée sur la santé antérieure de la malade, et raconte que celle-ci a souvent des coliques semblables à celles qu'elle éprouve aujourd'hui ; que ces coliques s'accompagnent de vomissements, et qu'enfin ces phénomènes ont commencé à se produire il y a huit ans environ ; elle ajoute que la veuve T..., étant à Charonne chez sa belle-fille, il y a neuf jours a eu un accès de coliques et de vomissements qui s'est passé avec le repos au lit, et les cataplasmes sur le ventre.

Elle n'a jamais connu ni entendu parler de hernie à sa parente.

La malade, qui a toute sa raison, confirme ces renseignements. On procède alors à l'examen de la malade.

Elle ne porte aucun bandage herniaire ; son abdomen est d'un volume assez considérable, d'une consistance normale; pas de douleur à la pression ; on ne rencontre dans les fosses iliaques aucun signe de rétention des matières fécales.

L'exploration des régions ombilicale, inguinale et crurale, est faite avec grande attention ; rendue difficile dans l'aine par le gonflement de tout le pourtour de la vulve, par l'adénite concomitante, on parvient cependant à constater qu'il n'y a rien d'anormal, rien de douloureux à la pression dans ces régions ; les efforts provoqués, la toux, n'y font non plus apparaître aucune tumeur.

La seule douleur constante dont se plaint la malade, et qu'elle a déjà, dit-elle, éprouvée lors des accès antérieurs, siège dans la cuisse gauche, au côté antérieur et interne du membre, sur le trajet des vaisseaux et nerfs fémoraux, dans une étendue comprise en longueur entre l'arcade crurale et le niveau de l'anneau du grand adducteur ; cette douleur est exaspérée par la pression.

Du reste, la percussion et la palpation, même profonde, ne font rien trouver d'anormal dans cette cuisse gauche : pas de tumeur, pas de gonflement, pas d'œdème du membre inférieur; matité absolue, en un mot rien que de la douleur.

Le 24. Les jours suivants, même état; la malade ne va plus à la selle, inappétence complète, pas de fièvre, affaiblissement progressif des forces.

Les vomissements deviennent de plus en plus fréquents, ils sont jaunes ou un peu verdâtres, d'une odeur fade, mais non stercorale. Potion de Rivière, glace, eau de Seltz.

Rien de nouveau comme signe physique ; la douleur dans la cuisse est toujours très vive.

Les signes rationnels d'un étranglement, et la localisation de la douleur sur le trajet des vaisseaux et nerfs cruraux, font porter le diagnostic d'une hernie obturatrice étranglée.

Le 26. L'état de la malade s'aggrave : on ordonne une purgation (calomel et jalap) qui, ainsi du reste que tout ce que prend la malade, est rapidement vomie. Coliques très violentes, surtout du côté gauche de l'abdomen, douleur considérable dans la cuisse du même côté ; ce membre n'affecte aucune position particulière, et se prête à tous les mouvements.

Le 27. On prescrit un lavement purgatif qui est rendu sans aucune matière solide; la teinte de cette déjection est un peu rougeâtre.

Les vomissements sont continus, d'un vert foncé, d'une odeur très fétide.

L'état général est très grave, la malade n'a presque plus sa raison ; elle ne cesse de pousser des gémissements.

Son nez, ses joues, ses mains, ses pieds sont refroidis. Le ventre est un peu gonflé, mais on y perçoit du tympanisme à la percussion, sans que toutefois les anses intestinales se dessinent à travers la paroi.

Dyspnée intense, soif très vive que rien ne peut apaiser, car chaque goutte de liquide est immédiatement rejetée.

Le 28. Pouls insensible, voix éteinte, sueur froide, facies grippé et cyanosé. Mort à trois heures de l'après-midi.

Le 30. *Autopsie* à neuf heures du matin.

On ne trouve aucune trace de péritonite; les anses intestinales, distendues par des gaz, sont d'une coloration normale ou à peu près, sans hyperhémie prononcée.

Aucune fausse membrane sur la surface extérieure de l'intestin, ni dans le petit bassin.

L'épiploon relevé et la masse intestinale déplacée, on voit alors qu'à 1 m. 50, à partir du duodénum, l'intestin grêle plonge dans une ouverture située en avant de la fosse iliaque gauche, puis, qu'il en ressort pour continuer son trajet.

L'examen de cette anse intestinale, préalablement liée, est fait immédiatement dans sa portion visible, sise au-dessus de l'ouverture où elle pénètre.

Le bout supérieur est un peu dilaté, le bout inférieur est presque normal. Pas de perforation au niveau de l'ouverture, pas de gangrène ni même de coloration noirâtre.

Etudiant ensuite l'anse intestinale, on voit qu'elle se dirige en avant et en dedans; elle refoule devant elle le péritoine, le tissu graisseux sous-péritonéal très abondant, puis le fascia pelvien, et pénètre par le canal obturateur qu'elle suit en entier.

L'anse intestinale, au moment où elle entre dans le canal obturateur, est en dedans et en avant des vaisseaux et nerf obturateurs ; à sa sortie du canal, elle est en dedans et au-dessus de ces vaisseaux et nerf.

Arrivée à l'ouverture antérieure du canal obturateur, l'anse intestinale, coiffée du péritoine, refoule le fascia iliaca, et vient former, au bord supérieur du muscle obturateur externe, une tumeur de la grosseur d'une noisette à peu près.

Cette tumeur est recouverte par toute la masse musculaire antérieure et supérieure de la cuisse, et pour la découvrir il faut fendre dans toute sa longueur le muscle pectiné. La gaine des vaisseaux et nerfs fémoraux est située en dehors de la tumeur, dont la sépare, du reste, le muscle pectiné; jusqu'au moment où le scalpel a eu pénétré à cette profondeur et fendu le muscle pectiné, il était impossible de sentir par la palpation la tumeur herniaire.

Le sac herniaire se compose de deux tuniques : d'abord, et à l'extérieur, le fascia pelvien mince, un peu brunâtre, sans aucune perforation ; ensuite, et à l'intérieur, une autre poche constituée par le péritoine.

Il n'y a pas d'adhérence entre la tunique extérieure du fascia iliaca et le muscle pectiné repoussé en avant ; pas d'adhérence non plus entre la face intérieure de ce fascia iliaca et la face extérieure du sac péritonéal.

La tunique péritonéale est un peu surchargée de graisse; du reste, hyperhémiée, mais sans coloration noiro et sans perforation.

L'anse herniée a une longueur de 5 centimètres environ ; elle est un peu brune, sans altération visible de ses tuniques, sans dépoli de sa séreuse, sans adhérence avec la face intérieure du sac péritonéal.

L'étranglement, au moment de l'autopsie, est assez serré pour qu'on ne puisse retirer qu'avec peine l'intestin ; quelques jours après, cela est très facile.

On reconnaît alors que l'étranglement paraît être opéré surtout par la bride aponévrotique donnant insertion au muscle obturateur interne, et constituant le demi-cercle inférieur qui complète, avec l'axe osseux supérieur, l'orifice demi-ovalaire ou embouchure du canal obturateur.

Du côté extérieur, la même bride aponévrotique, qui là donne insertion au bord supérieur du muscle obturateur externe, paraît produire un résultat semblable sur le collet du sac herniaire.

Le collet du sac aurait donc ainsi une longueur de 1 centimètre environ, et serait contenu dans un canal osseux supérieurement et fibro-musculaire inférieurement.

Observation XXXI.

Hernie obturatrice. Réduction facile. Guérison, par le Dr Léon Marie. (In *Union médicale*, 1868, nº 59, p. 757).

Le lundi 10 février dernier (1868), une couturière du haut du faubourg Saint-Denis, Mlle G... (Cés.), âgée de 31 ans, vient de grand matin me prier de la débarrasser d'un *abcès à la matrice*, qui ne lui avait pas permis de fermer l'œil de la nuit.

Dans l'épaisseur de la grande lèvre gauche, au siège de la glande de Bartholin, *une saillie marronnée, d'un rouge uniforme et nettement limité, soulevait à peine la muqueuse et beaucoup la peau.* Dure, bosselée, très sensible, tiraillant l'aine, sans battements suspects, sans le moindre empâtement phlegmoneux au pourtour, elle se prolongeait sur le trou obturé, et donnait par la toux la pulsation herniaire.

J'interrogeai la demoiselle G... Constipée depuis quatre jours, le mercredi précédent, elle avait fait dans la journée plusieurs tentatives de défécation infructueuses, et n'avait réussi que le soir après de longs et violents efforts. A partir de ce jour, à une constipation nouvelle s'étaient joints le soi-disant abcès, chaque jour et plus douloureux et plus accentué, de la fièvre, de l'insomnie, des agacements, de l'inappétence, sans renvois, nausées ni vomissements. La malade n'avait jamais eu de hernie, et n'en connaît à personne de sa famille.

J'en avais pourtant une sous les yeux, mais une si rare que, malgré le mémoire de Garengeot sur les hernies singulières, elle a trouvé de sérieux incrédules, et que, parmi nos contemporains, fort peu l'ont vue ailleurs que sur le cadavre.

Devant cette bonne fortune, naturellement et avant toute réduction, j'ai voulu en acquérir la certitude absolue. L'investigation était d'autant plus facile que la pauvre ouvrière est d'une maigreur de squelette.

La hernie n'étant pas inguinale, pour atteindre la glande de Bartholin, l'épiploon avait dû nécessairement ou forcer le trajet des vaisseaux et nerf obturateurs, ou contourner la branche ischio-pubienne. Or le doigt suivait librement tout le bord de cette branche, tandis que sur sa face, entre le droit interne et les deux plans des adducteurs, il se trouvait arrêté par un cordon qui allait se perdre dans l'angle rentrant des deux branches. Devais-je pousser plus loin les recherches ? Plus qu'indiscrètes dans l'espèce, elles ne m'en eussent pas appris davantage. Pour tout anatomiste, la lumière est faite : c'est bien par le *trou obturé* que la hernie s'était produite.

En quelques secondes, je réintégrai dans le bassin, avec la plus grande facilité, la portion viscérale herniée.

N'ayant pas assez de linge sous la main, je serre à la hâte un bandage en T sur quelques compresses graduées ; j'avertis la malade de l'insuffisance probable de cet appareil, lui recommande de regagner lentement son lit, de le garder toute la semaine, et de me faire prévenir au plus léger déplacement.

Ravie d'une cure si rapide, l'honnête et laborieuse ouvrière n'a pas voulu perdre sa journée. La hernie s'est reproduite, et après une nouvelle nuit de douleurs et d'insomnie, j'étais appelé.

Nouvelle réduction. Cette fois, muni d'un vieux rideau, j'ai enroulé sept à huit mètres d'un spica solide ; et instruite par son imprudence de la veille, Mlle G... s'est résignée à suivre à la lettre mes prescriptions.

Dimanche 16. Plus de trace de la hernie. La couturière pourra reprendre son aiguille, en portant pendant une quinzaine de jours un nouveau spica de précaution.

Dimanche, 15 mars. Depuis un mois tout est bien et définitivement rentré dans l'ordre.

Une violente bronchite, survenue dans le courant du mois d'avril, n'a pas ramené de déplacement. (In *Union médicale*, 19 mai 1868, n° 59, p. 757.)

Observation XXXII.

Hernie sous-pubienne. Guérison. (Dr Lemoine fils, *Gaz. hebdom.*, 1869, n° 51, p. 815.)

Mme R..., 68 ans, avait eu depuis quatre jours une mauvaise digestion. Le 23 avril 1868, à 6 heures du soir, elle est prise subitement, en balayant sa chambre, de violentes douleurs dans la cuisse; elle éprouva dans les parties la sensation comme de quelque chose qui se déplace. Il survient des vomissements qui se répètent toute la nuit; point d'évacuation; douleurs du ventre très vives autour de l'ombilic et à l'épigastre.

A onze heures du matin, le 24, vive anxiété, fortes plaintes, pouls peu fréquent et peu déprimé, et cependant l'expression du visage indique une dépression considérable de forces. Vive sensibilité du ventre. Exploration des régions inguino-crurales, point de sensibilité, pas de hernie. La malade avait eu, plusieurs années auparavant, une fracture du col du fémur et se plaignait depuis la veille d'une douleur à la cuisse, d'un *nerf levé* là où elle avait eu la cuisse cassée. J'allais me retirer lorsqu'elle me demanda ce qu'il fallait faire pour son nerf levé.

Cette douleur a son siège à la partie interne et supérieure de la cuisse droite, près de la grande lèvre. En appuyant, je provoque une augmentation de la douleur, j'examine avec plus d'attention et je crois sentir en dehors de la grande lèvre, contre la branche verticale du pubis, une tumeur globuleuse.

Cette femme est assez maigre. En mettant la cuisse dans la flexion et une abduction légère, le doigt sent bien le bord externe de la branche descendante du pubis et sa petite tumeur qui semble faire saillie. En appuyant sur cette tumeur. la douleur augmente. Convaincu qu'il s'agit d'une hernie étranglée, je réitère la pression en la rendant plus forte et plus continue; la tumeur me semble disparaître; je n'éprouve plus cette sensation globuleuse. La douleur a diminué d'une manière très sensible, l'anxiété est moins vive; peu d'instants après mon départ, il se produit deux selles abondantes, et la malade est *guérie.*

Réflexion. — M. Lemoine estime qu'il ne peut y avoir de doute, que les accidents étaient produits par une hernie étranglée ayant son siège au-dessous du pubis, dans le canal obturateur. La hernie pouvait avoir le volume d'une demi-noix au plus. Cette observation est parmi les rares cas de hernies de ce genre reconnues pendant la vie qui n'ont pas été mortelles.

La facilité de la réduction, l'effort peu considérable qui a causé l'étranglement, sont des particularités à noter.

Observation XXXIII.

Hernie obturatrice, par Heiberg. (*Gunther's Lehre v. d. blutigen Operationem*, Abschnitt XV, paragr. 148.

Le docteur Heiberg, opéra une femme de 50 ans après avoir perçu nettement un gonflement élastique dans la région des adducteurs du côté gauche. Il fendit cette tumeur, ouvrit le sac herniaire, atteignit avec le doigt le canal obturateur et fit rentrer l'intestin. Néanmoins la malade mourut. (In Holmes, *System of surgery*, 1870, vol. IV, page 784).

Observation XXXIV.

Hernie obturatrice, par Arntz. (*Gunther's Lehre v. d. blutigen Operationem*, Abschnitt XV, paragr. 148).

Le docteur Arntz a vu une femme de 62 ans qui souffrait depuis trois semaines ; il découvrit et diagnostiqua une hernie obturatrice au-dessus de laquelle les téguments étaient enflammés et devenaient gangréneux. Il fit une incision ; le contenu de la tumeur s'échappa, le malade mourut le lendemain et l'exactitude du diagnostic fut reconnue après la mort. (In Holmes, *System of surgery*, 1870, vol IV, p. 784.

Observation XXXV.

Cas de hernie obturatrice, observé par le Dr Müller (Calw.). Réduction. Guérison. (In *Wurthemb. Corresp. Blatt*, Bd XL, 23, 1870. — Analyse in *Canstatt's Jahresberischt der Mediçin*, pro 1870, t. II, p. 394.)

Le docteur Müller a vu chez une femme un cas de hernie obturatrice survenue à la suite d'un effort et d'une chute en arrière. La hernie avait la grosseur d'un œuf; elle se trouvait près de la partie externe de la grande lèvre. On pouvait facilement la réduire. Près du bord externe de la branche descendante du pubis on sentait la déchirure (?) de la membrane obturatrice. Le traitement fut le suivant: repos absolu, les fesses étant très élevées; des compresses maintenues par un spica de l'aine furent appliquées au niveau de la région obturatrice. La guérison fut complète au bout de huit jours; toutefois la malade ne quitta le lit que quatre semaines après. Les symptômes présentés par la malade furent de la rétention d'urine et des douleurs qui s'irradiaient dans la cuisse.

Observation XXXVI.

Hernie obturatrice. Observation publiée par le Dr Chiène, in *Edinburg medical journal*. Janvier 1871.

E, A..., femme âgée de 73 ans; la cause de la mort, d'après le certificat mortuaire était un iléus. Lorsque l'abdomen eut été ouvert, il fut nécessaire, afin de bien apercevoir le péritoine, d'enlever l'intestin grêle du bassin; dans cette opération, je trouvai une anse de l'iléon fixée et étranglée dans l'ouverture supérieure du trou obturateur du côté gauche. En disséquant les adducteurs de la cuisse de bas en haut, je découvris le sac qui était du volume d'un œuf de pigeon; il était recouvert par les fibres du pectiné, et sa face externe était adhérente à l'aponévrose du muscle obturateur externe. Il avait traversé le canal obturateur entraînant avec lui les fibres les plus élevées du muscle obturateur interne. L'artère obturatrice est située derrière le collet du sac, dont elle est séparée par une bandelette transversale, dépendante de la membrane fibreuse. Le nerf est placé à la partie antérieure du sac. Ce dernier contient les deux tiers externes de la trompe de Fallope et deux pouces d'iléon. L'anse intestinale étranglée était gangrenée; une perforation s'était produite suivie de l'épanchement de matières fécales dans l'intérieur du sac herniaire. Pas de péritonite généralisée. L'ouverture du sac était ovalaire et mesurait, dans son plus grand diamètre, un demi-pouce. Le ligament rond de l'utérus passe en avant pour gagner l'orifice interne de l'anneau inguinal; l'ovaire est comprimé contre la paroi pelvienne immédiatement au-dessus de l'orifice obturateur.

Le sac était constitué par le péritoine qui forme le ligament large; selon toutes probabilités, voici de quelle manière on peut expliquer cette particularité : à l'état normal, le ligament large présente une petite dépression entre le ligament rond et la trompe de Fallope. La masse intestinale est venue presser en ce point; les feuillets du ligament se sont écartés; la pression continuant, l'intestin a passé à travers le canal obturateur, poussant devant lui un sac formé du péritoine du ligament large; et la trompe de Fallope a été entraînée avec le péritoine.

Outre ce qui existait du côté gauche, il y avait encore deux petites hernies obturatrices du côté droit : 1° un sac antérieur, formé par le péritoine pariétal; il est situé en avant du ligament rond et admet l'extrémité du petit doigt. Il était vide au moment où j'examinai le bassin. Cette petite hernie répond à la variété des hernies obturatrices que l'on rencontre le plus fréquemment; 2° un sac postérieur, situé exactement dans le même point que celui du côté gauche, et présentant la même apparence; il admet l'extrémité du doigt indicateur, et renferme la moitié interne de la trompe de Fallope correspondante.

En résumé, les particularités intéressantes de cette observation sont :

1° L'existence de trois hernies obturatrices;

2° Et dans deux d'entre elles, la formation du sac aux dépens du ligament large.

Cette observation est complétée par quelques renseignement fournis par le Dr Hiller (même recueil, p. 685), qui eut l'avantage de voir la malade pendant sa vie :

« Anderson (Elisabeth), âgée de 73 ans, portait, suivant son habitude, un éventaire couvert de poissons ; mais le trouvant trop lourd pour son bras elle le plaça sur son côté gauche, en l'appuyant sur la crête iliaque. C'est à cette position qu'elle attribuait sa maladie, le panier ayant determiné par sa présence une contusion des muscles. Lorsque je la vis, je ne trouvais aucune tumeur herniaire; comme seul symptôme extérieur, il y avait au niveau de la fosse iliaque gauche, une rougeur qui pouvait bien avoir été produite par l'application énergique de moutarde. Elle était profondément malade, et sur la fin, elle eut des vomissements fécaloïdes. Les opiacés et de larges lavements furent administrés, mais sans amener le moindre soulagement. Je considérai le cas comme une obstruction intestinale de cause inconnue. L'idée de la gastrotomie se présenta à mon esprit, mais, vu le grand âge et l'état misérable de la malade, j'y renonçai et me renfermai dans l'administration des narcotiques comme offrant plus de chances de sauver la malade.

« L'autopsie, faite par le docteur Chiene, élucida la question et me montra mon erreur de diagnostic. » (*Arch. génér. de médecine*, 1875, vol. II, p. 479).

Observation XXXVII.

Cas de hernie obturatrice étranglée coïncidant avec une hernie crurale réductible et suivi de mort, observé par Mathew Brumell, de Morpeth, et rapporté par Newan, in *Lancet*, 1871, 18 novembre p. 710.)

Le cas suivant, qui s'est présenté dans la pratique de M. Mathew Brumell de Morpeth, offre par ses complications quelques points d'un assez grand intérêt. Quand les symptômes eurent persisté après la réduction de la hernie crurale, on se demanda si l'on devait tenter une opération pour le cas où ces phénomènes résulteraient de l'étranglement d'une petite portion de l'intestin dans le canal crural. Toutefois, en raison de l'absence de toute tumeur ou de douleur en ce point, on résolut de s'abstenir. Le temps écoulé entre l'apparition des symptômes graves et la mort est digne de remarque.

Mme S..., âgée de 73 ans, fut examinée le 4 novembre 1870, et l'on constata qu'elle souffrait d'une hernie crurale droite, étranglée, avec douleurs dans le ventre, la cuisse et le genou droit. Elle avait souffert de sa hernie pendant plusieurs années et avait demandé des soins lorsqu'elle n'avait pu la réduire elle-même. Elle s'était refusée à porter un bandage. La hernie fut réduite par le taxis sans beaucoup de difficultés. Toutefois, les signes d'obstruction ne disparurent pas après la réduction. Les douleurs, le malaise et la constipation persistèrent, et, le 7 novembre apparurent des vomissements abondants de matières stercorales. Cet état se prolongea jusqu'à la mort de la malade qui survint le 19 novembre, le seizième jour après le début des accidents d'étranglement. Une exacerbation de la douleur accompagnée d'une plus grande sensibilité du ventre se manifesta pendant les cinquante ou soixante heures qui précédèrent la mort.

Autopsie, 54 heures après la mort. — En ouvrant l'abdomen, on constate que les anses intestinales situées dans la fosse iliaque droite sont d'une couleur plus sombre que dans le reste de l'abdomen, et que leur surface, comme celle du péritoine est recouverte d'une lymphe en partie organisée. La cavité abdominale renferme une petite quantité d'un liquide épais, jaune foncé, qui est évidemment composé de matières fécales. L'anneau crural est ouvert et le doigt peut y être introduit. A environ 60 pouces au-dessus du cæcum, l'intestin grêle est en partie adhérent à la paroi abdominale, et se trouve inclus dans une portion du péritoine qui a pénétré dans l'angle interne et supérieur du trou obturateur droit. Il y est solidement retenu et ne peu en être retiré que par une forte traction jointe à la pression exercée sur la partie externe du trou obturateur. L'anse étranglée n'a guère qu'un pouce de longueur : elle est de couleur noirâtre, et son bout supérieur présente une perforation qui peut admettre une petite plume d'oie. Au-dessus de l'étranglement, l'intestin contient des gaz et des liquides; au-dessous, au contraire, il est vide et revenu sur lui-même. Le bout du petit doigt peut être introduit avec peine dans le sac herniaire.

On trouve un petit sac péritonéal symétrique dans le trou obturateur gauche. (In *Lancet*, 18 novembre 1880, p. 710.)

Observation XXXVIII.

Hernie obturatrice. (Observation communiquée, avec pièce à l'appui, par M. Ed. Cruveilhier, à la Société de chirurgie, séance du 2 août 1871.)

Geoffroy (Jeanne), veuve Lejeune, 81 ans, salle Saint-Antoine, n° 19, Salpêtrière.

Cette malade entre, le 26 juillet, dans mon service. Voici les renseignements que nous obtenons :

Sans aucune cause appréciable, la malade aurait été prise de coliques avec constipation, il y a une dizaine de jours, et depuis cinq ou six, avaient paru des vomissements d'abord glaireux, puis bilieux et enfin fécaloïdes.

Des moyens thérapeutiques de divers ordres avaient été employés dans le service de M. Luys : lavements purgatifs le 20 juillet; le 21, purgatif composé d'huile de ricin et de trois gouttes d'huile de croton; ce purgatif a été vomi. Une bouteille d'eau de Sedlitz le 22, rendue aussi par en haut. C'est alors que je fus appelé. J'examinai la malade avec soin en présence de M. le docteur Luys. Le facies était animé; les yeux un peu cerclés de noir; le pouls, 104 ; la température était peu élevée. La connaissance était parfaite, et les réponses très lucides; la langue était un peu blanchâtre, mais humide.

Portant ensuite mon attention sur la région affectée, j'ai constaté que le ventre était loin d'offrir le ballonnement que j'avais observé dans un autre cas de volvulus. Le ventre était moyennement distendu et assez peu douloureux à la pression. La percussion dénota un peu de matité dans la fosse iliaque droite. Les régions inguinales et crurales furent explorées avec soin; je n'ai contaté la présence d'aucune tumeur ni de sensibilité anormale. J'insiste avec intention sur ce point, que la malade n'accusait aucune douleur plus prononcée d'un côté du ventre que de l'autre, et qu'aucune sensibilité ne s'irradiait aux membres inférieurs.

Je crus, en face du peu d'acuité des symptômes, du peu de réaction de l'organisme (la température rectale donnait 38°,2), en face surtout de la gravité du mode d'intervention, je crus devoir temporiser, non sans avoir pratiqué le toucher rectal, pour m'assurer si, par impossible, l'obstacle ne résiderait pas dans l'accumulation des fécès dans l'ampoule rectale. Le lendemain, 27 juillet, l'état était le même; mais la continuation des symptômes tels que les vomissements fécaloïdes peu abondants, ne permettant pas depuis huit jours, à la malade, d'ingérer aucun aliment, était un argument irrésistible en faveur de l'intervention. La malade, qui était restée calme, accusait peu de douleurs; le pouls était à 96, et la température de la veille au soir, 26 juillet, était montée à 38°,6.

Je pris l'avis de M. Luys et, d'un commun accord, nous décidâmes qu'il fallait faire l'entérotomie; j'y procédai immédiatement; elle fut des plus simples, et l'ouverture intestinale donna issue à un flot véritable de matières diarrhéiques, dont la dilution s'expliquait par l'absorption des purgatifs.

Le lendemain, 28, on m'apprit que la malade avait rendu une grande quantité de matières, qu'elle avait bu un bouillon et du vin à plusieurs reprises, et qu'elle paraissait un peu ranimée. Cependant elle avait vomi plusieurs fois en prenant de la tisane; mais ces vomissements n'avaient aucun caractère fécaloide. Quand je vis la malade, je la trouvai faible, froide, presque à la dernière extrémité. La mort survint le même jour.

A l'*autopsie*, que je fis avec soin, nous trouvons une faible partie du tube digestif distendu par les gaz. Le péritoine ne contient pas de liquide, quelques-unes des anses sont injectées à leur bord convexe, ce qui montre que la péritonite n'a pas pour cause l'opération qui a été faite à droite; du reste, l'anse incisée elle-même est très peu injectée.

Au niveau de la région obturatrice gauche, on remarque la présence d'une hernie. Je dissèque alors du côté de la cuisse et, en soulevant le petit adducteur, je trouve une coloration verdâtre et sanieuse; je soulève le pectiné, et je trouve au-dessous un sac herniaire présentant plusieurs petites perforations. La hernie est située à 7 centimètres du pubis; en relevant le pectiné, on voit les vaisseaux et nerf obturateurs, obliques en avant, en bas et en dehors de l'intestin. (*Arch. génér. de médecine,* 1871. Vol II, p. 480.)

Observation XXXIX.

Obstruction intestinale. Cause obscure. Mort. Hernie obturatrice trouvée à l'autopsie. University Collège Hospital, service des docteurs Roberts et Erichsen. (In *the Lancet*, 1872, t. I, p. 858.)

Le nommé S. H..., âgé de 50 ans, est admis à l'hôpital le 10 avril 1872, comme atteint d'obstruction intestinale. C'est un homme grand, mince, frêle, très amaigri et très émacié, et complètement chauve. Il est marié et a plusienrs enfants. Il a travaillé dans le cuivre; ses habitudes sont régulières; il est sujet depuis longtemps à des rhumes et à de la toux. Dans le cours des dix dernières années, il a eu de temps en temps des hémoptysies. Récemment, il s'est amaigri et il a constamment eu de la toux et de la perte d'appétit. Il y a plusieurs années, il a eu de temps en temps des attaques de diarrhée assez intenses. Mais, dans ces derniers temps, les fonctions intestinales ont été régulières. Il n'est pas sujet aux douleurs abdominales. Il raconte qu'il se portait très-bien jusqu'à dimanche dernier, 7 avril; il avait soupé légèrement le samedi soir et il a déjeuné et dîné comme à l'ordinaire le dimanche, sans faire usage, dans ces deux repas, d'aliments indigestes. Vers quatre heures de l'après-midi, comme il allait et venait dans sa chambre, il éprouva tout à coup un affaissement au niveau de l'épigastre suivi d'une douleur occupant à peu près la région ombilicale. A ce moment, il eut des nausées et se sentit défaillir; il s'assit, mais ne vomit pas. La douleur s'aggrava rapidement, s'irradiant depuis le point de début jusqu'à l'aine du côté gauche et la partie interne de la cuisse gauche. Elle n'affecta pas le testicule et ne descendit pas au-dessous du genou. Il était obligé de tenir la cuisse fléchie à cause de l'intensité de la douleur. Le malade assure que l'apparition de la douleur n'a été précédée d'aucun effort de quelque nature que ce soit. Sa fille dit qu'il venait d'avoir une forte quinte de toux. Comme il supposait que la douleur était due à un état flatulent, il prit un purgatif (huile de ricin). Cette dernière fut immédiatement vomie; mais la dose ayant été renouvelée le soir, quelques légères évacuations furent obtenues. Il éprouva pendant quelques heures une certaine difficulté à uriner. Le 8 avril, la douleur augmenta tout en se généralisant; il y eut une selle peu abondante de couleur foncée; mais vers l'après-midi on vit survenir des vomissements qui, en quelques heures devinrent fécaloïdes et qui n'ont presque pas cessé jusqu'au moment actuel. Il n'a pas eu de selles depuis le 8; on n'a constaté aucune diminution dans la quantité de l'urine.

Etat du malade à son entrée, onze heures du matin. — Le malade est extrêmement émacié; sa maigreur est presque squelettique, sa physionomie est vieillie, anxieuse, mais son aspect n'indique aucune souffrance aiguë. Il est très pâle, les yeux sont saillants et brillants, la surface du corps et les extrémités sont froides, il est entièrement conscient, intelligent et répond facilement aux questions qui lui sont posées. L'haleine a une odeur insupportable, fade, analogue à celle des vomissements; la langue est recouverte d'un enduit léger, mais elle est humide; il y a des vomissements fréquents d'un liquide acide et fécaloïde. Le pouls est à 120, suffisamment plein; l'abdomen est légèrement proéminent, plus saillant peut-être à droite qu'à gauche. Les veines qui silonnent sa surface sont très distinctes; les parois abdominales sont minces et lâches, et elles recouvrent des anses intestinales distendues qu'elles laissent facilement percevoir par la main. Ce signe est surtout bien marqué à gauche, où la paroi est plus tendue; il n'y a pas de douleur superficielle bien accusée, mais une pression profonde provoque de la douleur surtout dans les régions épigastrique, lombaire gauche et iliaque gauche. Le malade se plaint de douleurs sourdes et spontannées dans ces mêmes régions. On ne sent aucune tumeur, aucune induration en n'importe quel point de l'abdomen; peut-être cependant la paroi est-elle un peu plus résistante dans les points qui correspondent au cæcum et au côlon ascendant. Mais partout la percussion donne un son parfaitement clair. Il n'y a pas de rétraction des jambes. L'examen des orifices montre que les anneaux abdominaux externes sont très grands et qu'on peut y introduire le doigt jusqu'à une certaine hauteur. On ne trouve aucune saillie dans le canal; il y a peut-être un gonflement un peu plus marqué à la région supérieure de la cuisse du côté gauche que du côté droit; encore ce point est-il douteux. On ne sent de gonflement ni de douleur superficielle dans aucune des régions où siègent habituellement les hernies. Le toucher rectal ne donne aucun renseignement.

On prescrit un demi-grain d'opium toutes les quatre heures, et de temps en temps quelques cuillerées à café de bouillon froid et d'eau-de-vie.

11 avril. Le malade a passé une nuit agitée, sans sommeil, avec vomissements constants. La prostration paraît avoir augmentée; le

pouls est plus mou; il présente de temps en temps des intermittences. Le malade a été vu à onze heures par le Dr Roberts qui a prescrit de grands lavements deux fois par jour, et de la glace sur l'abdomen. On donnera aussi de petits lavements alimentaires en continuant le traitement déjà institué. A une heure de l'après-midi on donne un lavement qui contient à peu près deux pintes d'arrowroot. Il est gardé près d'une demi-heure. Au moment de l'évacuation, on trouve deux ou trois petites masses de matières fécales ordinaire. Il y eut des douleurs assez vives sur le moment ; mais les vomissements cessèrent pendant quatre heures. A six heures du soir ils reparurent, et on prescrivit un demi-grain d'opium et un tiers de grain d'extrait de belladone toutes les trois heures. A dix heures du soir on donna de nouveau un grand lavement, et on injecta aussi à l'aide d'un long tube plus de trois pintes d'arrowroot. L'abdomen devint très distendu et le malade se plaignait de douleurs vives et superficielles, juste au-dessus de l'ombilic. Aussi renonça-t-on aux lavements. Le malade s'est plaint aujourd'hui d'un peu de douleur dans la région lombaire gauche.

Le 12. Vers huit heures du matin la physionomie du malade s'altère; il paraît encore plus amaigri. Il y a ce matin une légère coloration des joues. Les mains et les pieds sont froids et un peu violacés. Le corps est chaud et humide. La température est normale. Il a eu de la somnolence pendant la nuit, mais il a eu aussi des vomissements constants et de l'insomnie. Le malade s'est efforcé d'aller à la garde-robe, mais il n'a pas eu de selles. Il urine facilement; sa quantité d'urine est suffisante. (La quantité réelle de l'urine est inconnue parce que le malade a uriné dans ses lavements.) L'abdomen est moins tendu et les contours de l'intestin sont moins marqués. Il y a une légère douleur qui ne s'éveille qu'à la pression. Actuellement le hoquet est fréquent. A deux heures de l'après-midi il a été vu par M. Erichsen, qui a exploré le siège ordinaire des hernies inguinales, fémorales et obturatrices, et qui n'a rien trouvé qui lui permit de conclure à l'existence d'une de ces hernies. Il n'a pas non plus constaté d'induration ni de tumeur dans aucun point de l'abdomen. M. Erichsen a remarqué que les symptômes se rapporteraient plutôt à une contraction ou à une compression de l'intestin qu'à un phénomène aigu d'étranglement, d'intussusception puisque l'on est aujourd'hui au sixième jour de l'obstruction. La prostration n'est pas assez considérable pour ne pas pouvoir être expliquée par les vomissements, et pour qu'on ne trouve aucun symptôme évident de péritonite. Quant à l'intussusception elle aurait été presque certainement accompagnée de l'écoulement d'un mucus sanguinolent, de la possibilité de sentir l'intestin par le toucher rectal ; il n'a pas trouvé non plus de symptômes suffisamment définis pour justifier une intervention opératoire; c'est pourquoi il a prescrit de grands lavements d'eau de gruau et d'huile d'olive, et à l'intérieur l'opium ou la belladone. A dix heures du soir le malade paraît beaucoup plus faible ; il est très somnolent, mais il a la conscience de ce qu'on lui dit. Les pupilles sont normales, la peau n'est pas sèche ; la température est à 98°,4 (F.); les mains sont froides; le pouls est à 100 ; il est petit et un peu faible. Il y a 36 respirations par minute ; les vomissements sont très fréquents, mais leur odeur est moins fétide ; les lavements nutritifs sont immédiatement rendus; il n'y a pas de douleur à la pression de l'abdomen.

Le 13, deux heures du matin. Les vomissements sont moins fréquents, mais les épreintes sont fréquentes; les mains et les pieds sont très froids; le pouls est petit et intermittent; la température axillaire est de 97°,6 (F.) le collapsus paraît augmenter. Le malade est très somnolent; il divague un peu; pas de douleurs à la pression de l'abdomen. La miction est normale. Dix heures du matin, le malade est devenu rapidement plus agité; il a eu du délire, il s'est levé plusieurs fois; il a baissé graduellement et est mort à dix heures du matin. La température rectale prise immédiatement après la mort était à 103°.3 (F.).

Autopsie 4 heures après la mort. — Le temps est chaud, la rigidité cadavérique très prononcée. L'amaigrissement du cadavre est très marqué, l'abdomen n'est pas très distendu, il est sonore dans tous ses points, les parois sont minces, il n'y a pas de tissu adipeux sous-cutané. Quand on ouvre l'abdomen on constate que le côlon transverse forme un angle aigu dans la région hypochondriaque gauche; le grand épiploon est attiré en haut du côté gauche, le reste de la surface sous-jacente est occupé par trois portions transversales de l'intestin grêle fortement distendu, ces portions sont très congestionnées, elles présentent au niveau de leurs surfaces contiguës une fine injection des capillaires, mais on ne trouve pas de lymphe à leur surface. En soulevant la partie inférieure de l'intestin on trouva la vessie un peu distendue et du côté gauche dans le cul-de-sac vésico-rectal on voit une portion considérable de l'intestin grêle qui est pâle, très rétréci et énergiquement contracté. L'intestin parait adhérer à un point de la paroi du bassin, en face du trou obturateur gauche, la portion supérieure est excessivement distendue et injectée, la portion inférieure au contraire est pâle et rétractée. Après avoir pratiqué une dissection partant de la région antérieure de la cuisse, le muscle pectiné ayant été sectionné et relevé, on enlève une certaine quantité de tissu graisseux et aréolaire, situé au-dessous de la partie supérieure du trou thyroïdien et on voit alors un petit sac herniaire qui en occupe la partie supérieure, mais sans se prolonger au delà du pubis. La portion du sac qui était apparente mesurait trois quarts de pouce sur un demi-pouce, le diamètre transversal étant le plus considérable. Immédiatement au-dessus et en dehors de cette portion se voyaient le nerf et les vaisseaux obturateurs. Il n'y avait ni empâtement ni gonflement au-dessous du sac, les muscles étaient fermes et bien développés. Un côté seulement de l'intestin s'engageait dans le sac, juste assez pour fermer la lumière de l'intestin, l'autre côté était écrasé et exsangue. La portion de l'intestin contenue dans le sac était fortement congestionnée, mais nullement gangrénée ; il n'y avait pas de liquide dans le sac. La portion d'intestin grêle située au-dessus de la hernie avait une longueur de sept pieds en partant du duodénum, l'intestin était très distendu, injecté et presque vide. Au-dessous il était fortement rétracté et pâle. Le gros intestin était modérément distendu et paraissait sain. Le rectum était fortement contracté, les ganglions mésentériques qui correspondent à la partie supérieure de l'intestin étaient engorgés et ramollis. Le sac herniaire avait un pouce un quart de long, son orifice était situé au-dessous et en arrière du ligament latéral gauche de la vessie, et à partir de ce point il se dirigeait d'abord directement en avant le long de la paroi latérale de la vessie, puis un peu en dedans, en suivant le trajet du nerf. Ce trajet permettait l'introduction de l'extrémité du petit doigt au niveau de l'orifice ; puis il se rétrécissait de façon à n'avoir plus que le volume d'une plume d'oie pour se renfler de nouveau dans une certaine mesure vers son autre extrémité. L'intestin était fixé d'une façon très lâche et il a été accidentellement détaché pendant l'autopsie, sans aucun effort. (In *the Lancet*, 1872, t. I. p. 858.)

Observation XL.

Hernie obturatrice. Kélotomie. (Communication faite par M. le professeur Trélat à la Société de chirurgie, 1872, p. 525 et suiv.).

J'ai eu tout récemment l'occasion d'opérer une hernie sous-pubienne et peu s'en est fallu que cette opération ne fût suivie de succès. Ces cas ne sont point communs et la pratique est bien hésitante à cet égard. Il ne faut donc pas laisser perdre un seul enseignement. Voici le fait.

Lundi matin, 11 novembre. mon collègue M. Bouchard, qui remplace en ce moment M. le professeur Bouillaud, me fit prier de venir voir dans son service (H... Anne, salle Sainte-Magdeleine, n° 3, Charité) une femme de 48 ans, délicate, un peu maigre, sans apparence cachectique, de bonne santé habituelle, n'ayant jamais eu de grossesse, jamais de troubles menstruels.

Huit jours auparavant, le lundi 4, elle avait fait une chute dans un escalier et, bien qu'aucune trace de contusion ne fût appréciable, une douleur vive existait depuis ce moment à la partie supérieure de la cuisse droite.

Pendant les premiers jours, la malade ne souffrait guère que de cette douleur, dont la persistance l'amena à l'hôpital le 8 novembre.

On examina tout d'abord si la chute n'aurait pas déterminé quelque traumatisme dans l'articulation de la hanche ou dans son voisinage. Cet examen donna un résultat complètement négatif. On ne trouva rien non plus du côté des organes de la respiration, de la circulation ni de la sécrétion urinaire; mais on remarqua qu'il n'y avait pas eu de selles depuis l'accident. Pas de vomissements, mais quelques légères nausées attribuées par la malade à un aliment répugnant.

Un lavement purgatif resta sans aucun effet.

Le lendemain, l'état s'était un peu aggravé; la mine était plus tirée, le ventre plus gonflé, le pouls un peu plus serré. M. Bouchard songea à la possibilité d'un étranglement interne, en tenant compte toutefois des nombreuses circonstances défavorables à ce diagnostic; pas de grossesse, de troubles utérins, de maladies intestinales antérieures; pas d'aliments contenant des noyaux, des pépins; jamais de hernie constatée; régions inguinales, crurales, ombilicales exemptes de tumeurs.

Dans le doute, on donne un nouveau lavement purgatif, qui est rendu presque pur.

Le lundi matin, les symptômes se sont accusés. La face est grippée, le ventre est dur et ballonné. Les circonvolutions intestinales se dessinent à travers la paroi et entrent par moments en contraction assez rapide, la malade éprouve alors une doulenr colliquative assez intense. Appétit nul, pas de fièvre, urines normales, depuis la nuit, il y a des vomissements de matières fécaloïdes peu odorantes, mais rejetées par de larges fusées. Une petite terrine en est remplie. Pouls 112°. Température 36°,4.

La douleur de la cuisse existe toujours et offre les mêmes caractères qu'au début. Elle est constante, fixe, s'exagère par les mouvements du membre et surtout par la pression de la main ou mieux des doigts. Elle siège au niveau du pli inguinal, sur la cuisse, dans la région qui correspond à la tête fémorale. M. Bouchard et son chef de clinique M. Ruck, sont frappés des caractères particuliers de ce signe, qui leur semble pouvoir être rapporté à quelque lésion profonde de la racine de la cuisse.

C'est à ce moment que je vois la malade.

On sait combien il est difficile de prendre vite un parti sage dans ces conditions. Evidemment, il y avait là une obstruction ; fallait-il la rapporter à une péritonite, mieux à une entéro-péritonite traumatique, car on n'avait pas de détail précis sur la nature de la chute, la malade ayant roulé dans l'escalier. Fallait-il, contre les apparences, l'attribuer à un étranglement interne, par bride, enroulement, torsion, nœud diverticulaire? Dans le dernier cas la création d'un anus artificiel eût été indiquée, mais, dans le premier, l'opération n'offrait guère de ressources.

Pendant que j'hésitais et que j'agitais intérieurement la question première de savoir si une opération était indiquée, M. Bouchard appela mon attention sur la douleur de la région inguinale.

Il n'y avait pas à douter que cette région inguino-crurale ne fût un peu plus pleine que celle du côté opposé, un peu plus gonflée. Cette légère, très légère intermittence n'était point circonscrite, et nulle part il n'y avait de tumeur distincte, ni petite, ni grosse. Les mouvements, les plus petits dérangements déterminaient de la douleur dans la région gonflée. La recherche du siège précis de cette douleur me fournit les résultats suivants : il n'y a rien au-dessus de l'arcade de Fallope, rien par conséquent au niveau de l'anneau inguinal. Le relief du psoas est sensible sous la pression, mais cette sensibilité est vague ; plus en dedans, l'artère fémorale bat sous le doigt, le canal crural semble parfaitement vide ; un peu plus en dedans encore, au niveau du pectiné, la douleur devient subitement vive. C'est là qu'est le point sensible.

Plus loin, sur le premier adducteur, vers le bord interne de la cuisse et à sa face interne, le toucher ne provoque plus qu'une sensation pénible, sans analogie avec la vive douleur pectinéale. La même exploration, répétée plusieurs fois avec soin, donne le même résultat. C'est bien au niveau du pectiné que siège la douleur, et qu'est le centre du gonflement.

Songeant alors à certaines hernies que M. Legendre a décrites en 1858 dans son *Mémoire sur certaines variétés rares de la hernie crurale*, petites hernies qui se produisent soit dans l'épaisseur du pectiné, soit à la face inférieure du ligament de Gimbernat, et qui échappent au chirurgien par leur exiguïté, et par l'irrégularité de leur siège, j'indiquai un plan d'opération qui pût me permettre de vérifier l'état des organes que je viens de nommer, et en même temps celui du canal crural.

Une incision parallèle à l'axe du membre, commençant sur le ligament de Fallope, longue de 5 centimètres environ, à 25 millimètres au dedans de l'artère fémorale, devait me conduire au but. En effet, après avoir incisé une mince couche de tissu cellulo-graisseux et coupé une petite veine honteuse externe, je pus saisir entre mes deux doigts le canal crural, l'index placé sur la peau et le pouce sous le canal. Il ne contenait pas la moindre tumeur, et la plus petite eût été reconnue par ce procédé.

La dissection de l'aponévrose pectinéale me montra directement les fibres du muscle et, au-dessous de leur insertion supérieure, la face inférieure du ligament de Gimbernat. Il n'y avait ni hernie de Laugier, ni hernie de Cloquet, c'est-à-dire rien dans les fibres du pectiné, rien à travers le ligament falciforme.

Je fus un peu désappointé. Cependant, tout négatif qu'il était, le résultat était atteint. Nous étions sur la voie, mais pas encore au but.

J'agrandis un peu l'incision cutanée à sa partie inférieure, et je pénétrai avec une sonde cannelée dans l'intervalle celluleux qui sépare le pectiné du premier, puis du second adducteur, et j'enfonçai le pouce de ma main gauche à la partie supérieure de cet intervalle, dans la direction de la fosse obturatrice.

A ce moment, les personnes qui m'entouraient entendirent un bruit de gargouillement caractérisé qui m'échappa, parce que j'étais tout entier à la sensation très nette que mon doigt me révélait. Je sentais une petite tumeur sphérique, ayant à peu près la grosseur d'une bille d'écolier.

Deux crochets mousses ayant été convenablement placés pour écarter les muscles, chacun put voir le sac herniaire. D'un rouge sombre, avec quelques points jaunâtres dus à la graisse, gros comme une cerise, modérément tendu, il était placé au niveau du bord supérieur du muscle obturateur externe, près de son insertion, qu'il déprimait un peu, par conséquent juste en face de la gouttière obturatrice. Le nerf était en dedans, les vaisseaux en dehors.

Je crois aujourd'hui qu'à ce moment de l'opération, il n'y avait plus d'intestin dans le sac; je crois qu'il avait été réduit au moment de l'application de mon pouce. Mais alors que je tenais le bistouri, rien ne pouvait me fournir cette notion.

Deux ou trois tentatives de réduction étant restées vaines, à l'aide du très petit ténotome courbe que j'emploie pour les débridements herniaires, je fis directement en bas (les vaisseaux étant en dehors) une très courte incision. Le sac se vida immédiatement et resta flottant au niveau de l'orifice abdominal.

Je plaçai un drain dans la profondeur de cette plaie anfractueuse, puis je fis un pansement simple.

Une heure après, la malade eut une selle copieuse. Mais vers deux heures de l'après-midi, il y eut des douleurs abdominales vives, un nouveau vomissement, une sensation de froid croissante. A trois heures, la malade agonisait.

En présence de cette fin si prompte, j'éprouvai un vif sentiment de curiosité, où se mêlait un peu d'inquiétude. Je me demandais si, dans cette difficile conjoncture, quelque involontaire maladresse du chirurgien (bien excusable sans doute en pareille occurrence) ne serait pas venue précipiter le dénouement.

Heureusement il n'en était rien, et l'autopsie nous prouva que si les circonstances avaient permis une intervention chirurgicale plus prompte, la guérison n'avait rien que de très probable.

La mort avait été déterminée par l'abondante issue des matières fécales dans le péritoine à travers une ouverture ulcéreuse de l'intestin, due à l'étranglement.

En ouvrant l'abdomen, on trouve l'intestin nageant dans un bain de matières fécaloïdes. Les anses intestinales sont vascularisées, ainsi que le mésentère. Çà et là quelques rares traînées purulentes.

L'anse intestinale qui porte les traces de l'étranglement flotte dan le petit bassin. L'étranglement siégeait sur l'intestin grêle, à 25 centimètres du cæcum. Il ne comprenait que les deux tiers du calibre de l'intestin. Une ligne déprimée, rougeâtre, en dessine les trois quarts; le dernier quart est représenté par la perforation à bords déchiquetés, ulcérés, longue de 18 à 20 millimètres, dirigée perpendiculairement à l'axe du tube intestinal.

Autour du sillon de l'étranglement, les parois intestinales sont ramollies et d'une teinte grisâtre qu'on peut attribuer à la propagation de l'inflammation depuis les points étranglés.

Le sac herniaire est formé par le péritoine qui revêt la fosse obturatrice interne. Au niveau de la gouttière sous-pubienne, il est déprimé en forme de doigt de gant, et constitue une cavité qui peu admettre l'extrémité du pouce. Ce sac, tapissé extérieurement par le tissu cellulaire sous-péritonéal, s'engage dans la gouttière obturatrice, à l'entrée de laquelle il est maintenu par quelques adhérences fibreuses. Tout autour du sac, le péritoine est épaissi, induré, et présente une coloration brunâtre, avec quelques taches ecchymotiques.

Le sac, probablement ancien, est encore occupé, au moment de l'autopsie, par un long appendice épiploïque qui tend mollement la cavité.

Le débridement a été pratiqué en dehors du sac et a porté sur la membrane obturatrice, directement en bas. Il n'atteint pas 2 millimètres.

En somme, nous constations que l'étranglement très rigoureux de l'intestin était produit à travers le sac par l'orifice interne du canal obturateur ; que l'intestin perforé par les progrès de l'ulcération, et rompu par le rétablissement du cours des matières fécales, n'a été nullement blessé pendant l'opération, qu'il a été bien réduit, que l'étranglement était levé et par conséquent que, plus hâtive, l'opération eût pu être absolument efficace.

Je me garderai, Messieurs, à propos de ce seul fait, de vous parler de la fréquence, surtout chez les femmes âgées, de la disposition du sac qui semble se former lentement et rester pendant assez longtemps largement ouvert. Tous ces points ont déjà été établis dans des travaux antérieurs. Mais j'appelle votre attention sur le diagnostic de la hernie sous-pubienne, et sur la cure chirurgicale de son étranglement.

Notre collègue, M. Duplay, avait cité, dans le numéro d'octobre 1871, des *Archives*, deux cas de guérison de hernies obturatrices étranglées et opérées. J'ai pris connaissance de ces deux faits remarquables, dont l'un appartient à Henry Obré, et l'autre à Bransby Cooper, et j'ai été singulièrement frappé des coïncidences qui existent dans ces deux observations, et dans celle que je viens de vous soumettre.

Dans les trois cas, trois femmes à peu près du même âge, le début des accidents a été brusque, sans rémission. Il a présenté les caractères d'une obstruction intestinale ; une douleur vive, constante, bien localisée, s'exasperant sous le doigt, occupe la région inguino-crurale. Cette région était *légèrement tuméfiée* (les expressions sont presque identiques dans les trois cas) ; les trois chirurgiens firent une opération de recherche plutôt qu'une opération réglée ; enfin, dans les trois cas, le sac fut réduit tout entier, sans être ouvert, et cela sans nulle préméditation dela part des opérateurs.

Ce ne sont pas là des coïncidences fortuites. Ce sont des signes communs qu'il est bon de relever et de noter bien précieusément : début brusque, suppression du cours des matières fécales, douleur inguinale sur le pectiné, légère intumescence, voilà des signes que, pour ma part, je ne laisserai jamais échapper si je les rencontre, et dont je prierai mes collègues de garder bon souvenir.

On avancera peut-être que les hernies obturatrices sont fort rares, et que la valeur de leur coefficient dans la production des étranglements internes est bien faible. Cela est vrai ; mais comme ici la difficulté est dans le diagnostic et non dans l'opération si rares que soient les cas, il ne peut être qu'avantageux de les discerner en temps opportun.

Peut-être aussi trouvera-t-on que j'ai été favorisé par la maigreur relative et la souplesse des tissus chez ma malade. Je ne le nie pas, mais la maigreur est signalée dans beaucoup de cas par les observateurs, et j'aurais grande tendance à croire que les hernies obturatrices ne sont guère possibles chez les individus gras dont le tissu cellulo-adipeux sous-péritonéal constitue une barrière solide. Qu'importe d ailleurs ? L'embonpoint serait une difficulté qui n'affaiblirait en rien la valeur de l'ensemble symptomatique précédemment indiqué.

Je ne reviendrai pas sur les détails du procédé opératoire que j'ai suivi et qui se rapproche de celui que Dupuytren avait étudié sur le cadavre. Je le crois cependant bien préférable à la marche adoptée par les chirurgiens anglais. Tous deux firent une incision sur le canal crural à travers lequel ils durent passer. L'artère, la veine, le fascia crébriforme, les ganglions sont ici autant d'obstacles dont on ne triomphe pas toujours aisément. Dans ces deux opérations, il fallut couper le pectiné, et dans la dernière, la veine fut ouverte par mégarde et pour la plus grande gêne du chirurgien.

Dans le procédé que je conseille, à l'aide d'une incision de 5 à 6 centimètres parallèle à l'artère, et placée à 25 ou 30 millimètres en dedans d'elle, on n'a rien à craindre de semblable; le pectiné est rapidement atteint, et l'exploration du canal crural est des plus simples. Le reste de l'opération ne vaut pas qu'on s'y arrête. On trouve successivement les interstices qui séparent le pectiné du premier, puis du second adducteur, et si le pectiné est trop gênant, on peut couper quelques-unes de ses fibres, en ayant bien soin que cette section porte sur l'insertion supérieure et non sur le corps du muscle. On créera ainsi la voie la plus courte et la plus large. Une fois arrivé sur le sac, on recherchera le nerf et les vaisseaux pour les éviter, et on se souviendra que la réduction s'est opérée trois fois sans ouvertuue de ce sac, et une fois sans aucun débridement. Si ce dernier est nécessaire, on devra savoir que c'est la membrane obturatrice qui forme l'obstacle et qui doit être incisée légèremenl en un point quelconque, pourvu qu'on évite les vaisseaux, ce qui sera généralemen obtenu en portant le bistouri en bas.

Je borne ici cette communication dont le but sera atteint si j'ai pu donner quelques indications utiles sur l'opération du débridement de la hernie obturatrice, et surtout sur le diagnostic si difficile de cette affection, qui a passé jusqu'ici pour être au-dessus des ressources de notre art.

Observation XLI.

Cas de hernie obturatrice étranglée, observé par le Dr Charles Mayo. (In *the British medical Journal*, 28 juin 1873, p. 726.)

Jemina H., âgée de 59 ans, de constitution délicate et de taille médiocre, matrone assistante dans une institution de refuge pour les femmes malheureuses et tombées, appelée le Refuge, a été sujette pendant ces deux dernières années à des accès douloureux dont le siège était dans l'abdomen, accompagnés de malaise et de plus ou moins de constipation, accès dont elle se débarrassa avec des laxatifs, lavements, etc. — Le 20 juin, je fus appelé auprès d'elle pour un de ces accès et comme elle s'était servie avec succès de laxatifs, je lui donnai une mixture contenant de la liqueur d'acétate d'ammoniaque de la teinture d'opium et de la teinture composée de lavande, pour être prise toutes les trois heures jusqu'à disparition des douleurs. Le jour suivant, l'accès avait disparu, mais il persistait un malaise très intense accompagné de douleurs dans la cuisse gauche.

Le 27 février, les douleurs et le malaise reparurent avec une nouvelle intensité. On donna des lavements avec du sel ordinaire, du sucre commun et de l'huile de croton dans l'espoir de provoquer des selles. On donna également une mixture saline effervescente avec de l'acide cyanhydrique et de la liqueur sédative d'opium, pour diminuer la douleur. Le traitement demeura impuissant et la malade mourut le 2 mars.

Autopsie. — Le 3 mars, mon fils, qui m'avait assisté dans le traitement de la maladie, pratiqua avec le plus grand soin l'examen *post mortem.* Le foie, la rate, le pancréas ne présentaient rien de particulier. Nous examinâmes l'extrémité pylorique de l'estomac parce que les douleurs et le malaise que la malade accusait en ce point, et aussi ses vomissements fréquents, nous avaient fait supposer que l'on pourrait trouver de ce côté quelque altération morbide. Une ligature fut placée sur le pylore et une autre sur le duodénum. La portion intermédiaire fut enlevée et ouverte, mais ne montra pas autre chose que sa vascularisation et son épaississement à l'état normal.

Notre attention fut alors attirée sur l'intestin grêle, qui était réduit au volume du petit doigt et complètement vide. Nous découvrîmes alors une anse longue de trois ou quatre pouces, qui était engagée dans le quart supérieur du trou obturateur gauche où elle était évidemment étranglée et d'où on ne pouvait la retirer sans exercer une traction assez forte. La portion moyenne de cette anse intestinale était grisâtre, un peu ramollie et distendue par des matières fécales liquides qui l'empêchaient évidemment de reprendre sa position naturelle. On pouvait supposer que c'était là l'origine des accès douloureux sus-mentionnés.

OBSERVATION XLII.

Cas de hernie obturatrice observé par le Dr Paci. (*Lo Sperimentale*, Marzo 1874, p. 258.)

La donna Vigo Maddalena, âgée de 90 ans, dont la vie ne fut qu'une suite de longues fatigues et qui eut un accouchement difficile ayant nécessité l'embryotomie, fut prise subitement le 19 juillet 1872 de selles diarrhéiques, et quelques jours après de vomissements avec douleurs abdominales.

Le docteur Antonio Accorsi, appelé, constata une hernie inguinale gauche ancienne ; pour lui, cette hernie était la cause des vomissements. Il prescrivit cinq grammes de magnésie qui ne produisirent aucun effet.

Je fus appelé alors et trouvai la malade prostrée ; l'intelligence était obtuse, le pouls fréquent, petit, irrégulier. Je constatai l'existence d'une hernie inguinale oblique, externe, et je pratiquai le taxis. La réduction s'opéra et je prescrivis trente grammes d'huile de ricin. Mais quatre ou cinq heures après il y eut de nouveaux vomissements, alimentaires et bilieux. Je pensai alors à un étranglement interne.

Le 23, la hernie ayant reparu, fut réduite de nouveau. Malgré cela, les symptômes persistaient sans que l'on pût en reconnaître la cause. On soutint les forces de la malade en lui donnant des substances nutritives et du vin à petites doses. Il y eut un peu de mieux. Du 23 au 24, elle eut seulement des renvois, mais pas de vomissements. Mais ils ne tardèrent pas à reparaître ; comme il n'y avait pas de garde-robes, on donna un purgatif et des lavements au sel. Le météorisme et la soif augmentant, on donna 30 gouttes de laudanum dans 150 grammes d'eau de fleur d'oranger. La malade se refusa à prendre des bains.

Le 27, on voulut agir énergiqnement sur l'intestin et l'on donna deux gouttes d'huile de croton dans de l'eau sucrée, mais sans en retirer aucun effet. La malade mourut.

L'*autopsie* fut faite le 28. — L'estomac et l'intestin sont remplis de gaz ; l'épiploon et le mésentère sont très enflammés. On examine la hernie inguinale gauche et l'on ne peut comprendre qu'elle ait été la cause de la mort. L'intestin est congestionné, mais non ulcéré. On voulut alors enlever toute la masse intestinale afin d'explorer les organes du bassin ; mais on constata avec étonnement qu'il résistait en un point et l'on découvrit alors qu'une anse de l'iléon était engagée dans le canal sous-pubien droit.

Observation XLIII.

Hernie obturatrice chez une femme. Obstruction intestinale chronique. Mort par péritonite suppurée. Par le Dr Goodhart. (In *James Transactions of the pathological Society of London*, XXVII, 1876, p. 161.)

Suzanne G..., âgée de 65 ans, mariée, fut admise à Guy's Hopital le 26 mars 1875, dans le service de M. Bryant. Elle avait joui d'une très bonne santé jusqu'en 1871, lorsqu'un matin, après un exercice prolongé, elle éprouva une grande douleur dans le côté gauche et ne put s'asseoir qu'avec difficulté. Les médecins lui dirent qu'elle avait une hernie, mais qu'elle était rentrée. La santé demeura médiocre, mais elle put vivre comme à l'ordinaire jusqu'à l'époque où elle remarqua qu'elle venait de rester neuf jours sans aller à la selle. Des potions purgatives agirent facilement sur l'intestin, mais le malaise persista comme auparavant. Elle alla cependant assez bien jusqu'au moment de son entrée à l'hôpital. A cette époque, depuis dix jours, aucune selle n'avait eu lieu et la malade vomissait continuellement. Elle paraissait très souffrante, très amaigrie et avait le teint jaunâtre. Toutefois, on ne découvrait aucune tumeur dans le rectum. La malade était abattue et frissonnante. L'abdomen, un peu distendu, laissait voir les anses intestinales et leurs mouvements péristaltiques. On administra de l'opium et l'on fit des fomentations chaudes sur l'abdomen. Le malaise diminua et quatre jours après, spontanément, les intestins se vidèrent et la malade eut plusieurs selles abondantes.

Elle quitta l'hôpital, se trouvant bien, à part une extrême maigreur, le 15 juin 1875, quatre-vingt-dix jours après son admission.

Elle fut admise de nouveau le 26 novembre de la même année. Après sa sortie de l'hôpital, son état était resté satisfaisant jusqu'au 3 décembre. Pendant les trois derniers mois, elle avait été dans une situation assez voisine de la misère.

Le 3 décembre, elle fut de nouveau très souffrante, accusant de vives douleurs dans le côté gauche de l'abdomen, augmentées par l'expulsion des selles. Les selles étaient rares et peu abondantes. Elle avait à ce moment une double hernie crurale facilement réductible L'abdomen était normal ; le toucher rectal et vaginal ne montrait rien de particulier. On fit prendre de nouveau de l'opium à la malade le malaise se dissipa et les selles reparurent.

Toutefois, le 6 janvier, les symptômes précédents se manifestèrent de nouveau ; malaise, douleur très vive dans le coté gauche de l'abdomen ; température à 101 degrés Farenheit. Depuis ce moment, son état s'aggrava progressivement. Les selles furent supprimées ; l'abdomen fut distendu par des gaz, l'abattement s'accrut et, seuls, les vomissements cessèrent quelques jours avant la mort, qui survint le 4 février. A aucun moment la malade n'avait accusé de douleur au niveau du trou obturateur, et, quoique toutes les régions herniaires eussent été soigneusement explorées, rien ne vint faire supposer la présence d'une affection de ce còté.

Autopsie. — Le corps était très amaigri ; il n'y avait pas de distension marquée de l'abdomen ; le péritoine était injecté sur toute son étendue. Un peu de pus recouvrait les anses intestinales dans le voisinage du cæcum, et dans le bassin un peu plus de deux onces de pus se trouvaient au voisinage du replis de Douglas. On ne pouvait découvrir la source de ce pus, mais il est probable qu'il provenait de la péritonite causée par la distension excessive de l'intestin. Il n'y avait pas d'apparence d'étranglement ni de tumeur herniaire. L'intestin grêle seul était un peu distendu ; il était rempli de matières pultacées, jaunâtres et excrémentitielles ; ses tuniques étaient un peu épaissies. La distension était la même jusqu'à deux pieds (60 centimètres environ) du cæcum ; là, une partie de l'intestin passait à travers le trou obturateur gauche ; au-dessous de cette portion, l'intestin était revenu sur lui-même. L'ouverture du trou obturateur n'était pas large, mais l'intestin ne parut étranglé en aucun point. Une petite partie de l'intestin se trouvait dans le sac, mais n'y adhérait pas dans toute son étendue, car une sonde pouvait être passée le long de l'intestin à travers le collet du sac ; mais cet orifice ne permettait pas l'introduction du petit doigt. L'intestin était intimement adhérent aux parois du sac de telle façon que l'on blessait ses tuniques en ouvrant ce dernier. La portion intestinale contenue dans le sac était grisâtre, mais ni gangrénée, ni enflammée. Au voisinage, le mésentère était un peu épaissi au niveau du collet, et sur l'intestin on trouvait une ancienne ulcération aux bords un peu épais ; toutefois, cette ulcération ne siégeait pas au niveau du collet de la hernie, mais au contraire sur la surface intestinale opposée et non comprise dans le sac herniaire. Le sac refoulait les vaisseaux et le nerf obturateurs (à l'exception d'une branche artérielle qui passait en dedans), en dehors et en haut. Le muscle obturateur externe se trouvait au-devant du sac et, pour dégager celui-ci, il fallut exercer une traction.

Le sac avait une forme nodulaire de deux tiers de pouce de diamètre. Il ne déterminait extérieurement aucune tumeur du côté de la cuisse, et cette particularité était remarquable, car il ne fut découvert que par l'examen pratiqué à l'intérieur du bassin. En outre, une autre anse intestinale (le petit intestin beaucoup plus gros) était adhérente par une large surface au collet herniaire et au-dessus les anses intestinales étaient enroulées d'une manière indescriptible, mais il n'en était pas résulté d'obstruction, la distension continuant au-dessus et au-dessous de ce point.

Une petite hernie crurale existait également de chaque côté. Du côté droit une petite portion du péritoine adhérait au collet du sac herniaire crural, et entraînait ainsi, par cette adhérence, l'orifice pylorique en bas vers l'ouverture de ce petit sac.

Les artères obturatrices venaient de l'iliaque interne; les vaisseaux épigastriques étaient normaux.

Un petit ulcère étoilé fut trouvé sur la paroi postérieure de la petite courbure de l'estomac, près du cardia.

Observation XLIV.

Observation de hernie obturatrice étranglée, présentée par M. Dussaussay, interne des hopitaux, à la Société anatomique de Paris, séance du 22 décembre 1876. In *Bull. Soc. anat*. p. 746, 1876.)

F. M..., 80 ans, journalière, entrée le 15 décembre 1876 dans le service de M. Millard, à Lariboisière (Sainte-Joséphine, nº 9).

Les seuls renseignements que l'on put obtenir sont les suivants : malgré son grand âge, la malade se portait assez bien d'habitude. Il y a huit jours, sans cause appréciable, elle aurait cessé d'aller à la selle et de rendre des gaz par l'anus, et presque aussitôt elle aurait été prise de vomissements incessants. Ces symptômes ont persisté depuis le début ; l'état général a été s'aggravant de jour en jour; et la faiblesse est devenue extrême. C'est dans cet état que la malade est amenée à l'hôpital. Ajoutons que cette femme aurait eu l'habitude de porter, du côté gauche, un bandage herniaire. Il est impossible de savoir depuis quand elle portait ce bandage, pourquoi elle le portait et où elle le plaçait.

Le 16, au moment de la visite, la malade est dans l'état suivant : face grippée, yeux excavés, facies abdominal prononcé, faiblesse très grande. L'intelligence est très obtuse ; la malade ne répond à aucune des questions qu'on lui adresse. Depuis son entrée, la veille, elle n'a rien rendu par l'anus, elle n'a pas vomi. Le ventre est un peu ballonné, sans être très tendu. On voit se dessiner quelques anses intestinales, sous les téguments, au-dessous de l'ombilic. La pression sur l'abdomen paraît peu douloureuse. La palpation ne permet, du reste, de trouver dans le ventre ni tumeur, ni épanchement, ni empâtement.

Les régions inguinales et crurales des deux côtés sont explorées avec le plus grand soin. Nulle part on ne trouve de tumeur herniaire; nulle part non plus on ne trouve de traces du bandage dont nous avons parlé précédemment. Rien au cœur. Rien dans la poitrine. Extrémités froides. Pouls très petit. Langue sèche, grillée.

Prescription. — Huile de ricin. Potion cordiale. Ce purgatif n'est pas vomi, mais il n'amène aucune selle. La malade s'affaiblit progressivement et meurt à sept heures du soir.

Autopsie, le 18. — Les poumons, le cœur, le foie, etc., ne présentent rien d'intéressant à noter. Pas d'ascite. Pas de traces de péritonite. En examinant avec soin l'intestin laissé en place, on aperçoit qu'une anse, qui correspond à la partie moyenne de l'intestin grêle, est engagée dans le canal sous-pubien du côté gauche.

Le bout supérieur de l'anse correspond à la partie inféro-interne de l'orifice; ce bout est notablement dilaté, et cette dilatation s'étend aux quelques anses placées au-dessus du point étranglé, mais ne va pas jusqu'à l'estomac. Le bout inférieur, au contraire, est vide et rétracté; il est situé en dehors et au-dessus du précédent. Ajoutons que le bout supérieur est recourbé en arc de cercle sous-tendu par une corde mésentérique très prononcée. Après avoir disséqué avec précaution la région obturatrice par l'extérieur, on constate immédiatement au-dessous de la branche horizontale du pubis, au-devant de la membrane obturatrice, une tumeur de la grosseur d'une petite noix placée sous les muscles adducteurs, arrondie, fluctuante et d'une matité absolue; c'est le sac de la hernie. L'intestin est fortement maintenu dans ce sac, car des tractions assez énergiques ne peuvent l'en dégager.

Pas de traces de sphacèle du côté de l'intestin qui, au-dessus de l'étranglement, a une coloration violacée assez prononcée. L'estomac et l'intestin, jusqu'à la partie étranglée, contiennent des matières fécaloïdes demi-liquides.

Du côté droit, il n'existe pas de hernie, mais l'orifice interne du canal sous-pubien est très notablement élargi puisqu'on y introduit sans difficulté le petit doigt qui pénètre dans une cavité assez grande pour loger presque toute la dernière phalange.

Le sac de la hernie n'a pas été ouvert, la pièce ayant été conservée pour être déposée au musée Dupuytren. (In *Bulletin de la Société anatomique*, p. 746, 1876.)

Observation XLV.

Cas de hernie obturatrice. Diagnostic par le palper avec les deux mains, par le Dr Holstein. (*Gynak. og. obstet. Meddelelser udy af* X. Howitz. Bd. I, no 2, p. 66, 1877. Analyse in *Canstatt's Jahresbericht der Medicin*, pro 1877, t. II, p. 414.)

Femme de 60 ans, entrée dans le service avec des symptômes d'étranglement intestinal. On ne constate rien à l'examen ni par le vagin, ni par le rectum. Un peu plus tard la malade accuse des douleurs dans la région crurale gauche. On conclut à la possibilité d'une hernie obturatrice. L'auteur se décide à faire une incision exploratrice. Après avoir coupé la peau et le fascia, le canal crural ayant été reconnu libre, il introduisit de nouveau les doigts dans le vagin et combinant ainsi le toucher interne et le palper externe, il put reconnaître la réalité d'une hernie obturatrice, formée par l'épiploon et une anse intestinale. Il fit un pansement antiseptique, mais trois jours après la malade mourut.

A l'*autopsie*, on ne trouva pas trace de péritonite et la portion de l'intestin étranglé présentait un aspect normal.

Observation XLVI.

Cas de hernie obturatrice étranglée, diagnostiquée pendant la vie et opérée heureusement. Pneumonie, dysenterie. Mort. Par le docteur Adolf Zsigmondy, de Vienne. (In *Wiener Medizinische Wochenschrift*, 1878, nos 42, p. 1109 et 43, p. 1137.)

Hetler (Rosalie), journalière, âgée de 64 ans, mère d'un enfant, a eu il y a sept ans une fluxion de poitrine, et depuis cette époque elle est atteinte de toux; cette toux revient tous les hivers et existe actuellement depuis huit jours. Le 24 novembre 1877 elle fut prise, sans cause appréciable, de douleurs de ventre et de hoquet, accompagnés de vomissements alimentaires et aqueux, et pour ces causes elle fut admise le soir même à l'hôpital dans le service dn docteur Scholz. Voici quel était à ce moment son état, d'après les renseignements recueillis par le médecin en second, le docteur Krammer : râles sibilants et souffrants dans la poitrine, sans matité; pouls à 92; langue chargée ; bas-ventre non dilaté ; parois abdominales relâchées ; douleur modérée à la pression à l'hypochondre droit ; la dernière garde-robe a eu lieu hier. La malade nie toute espèce de hernie antérieure ; elle n'a fait aucun effort et ne peut se rappeler si la douleur de ventre est survenue tout d'un coup ou après un effort de toux. Opium, glace, eau de Seltz.

25 novembre. Nouveaux vomissements peu abondants, de réaction acide ; persistance du hoquet. La malade est couchée, indifférente et stupide. Interrogée, elle répond qu'elle a des douleurs dans la hanche droite qui s'irradient à la face interne de la cuisse du même côté. On remarque, d'un autre côté, que la malade cherche à maintenir sa cuisse dans la demi-flexion. On ne peut trouver de hernie. Les parois abdominales sont flasques ; l'hypogastre, du côté droit, est seulement un peu sensible à la pression ; la langue a de la tendance à se sécher ; les traits sont tirés, les mains froides. Pouls à 84, petit.

Le 26 novembre, au matin, vomissements jaunâtres d'odeur fécaloïde. On pose le diagnostic de hernie obturatrice étranglée, et la malade est transportée dans la salle d'opération dans ma section.

Nous trouvons une malade pas très vigoureuse et très affaissée. Sa peau a une teinte terreuse, les traits sont tirés, les mains sont froides et le pouls est très petit. Néanmoins, pas de météorisme, pas de sensibilité du ventre, pas de tumeur herniaire. Mais les deux extrémités inférieures étant relevées, on trouve à la partie interne de la partie supérieure du triangle de Scarpa du côté droit, immédiatement au-dessous du ligament de Poupart, quelque chose de plus plein et de plus résistant que du côté opposé ; de plus, une douleur exagérée à la pression et qui irradie à ce moment à la face interne de la cuisse et jusqu'au genou et même jusqu'au pied. La percussion donne à cet endroit un son sourd et tympanique, mais qui pourrait être dû à la propagation de la sonorité appartenant aux parties voisines du ventre. Il n'y a pas de choc au moment de la toux. La langue est sèche ; la malade est couchée, apathique et indifférente à tout ce qui se fait autour d'elle.

Je me décidai alors à l'opération immédiate ; mais, en raison de la rareté du fait, je pris l'avis du professeur Salzer, qui conclut également pour la herniotomie. Assistèrent encore à l'opération les docteurs Krammer, Georg. Meiller, de Karlsruhe, et Hans Lebel, de Java.

L'opération fût donc faite avant midi, le 26 novembre, sans pulvérisation phéniquée, sans anesthésie. Je procédai de la façon suivante. Tout d'abord je fis avec le scalpel, à l'endroit de la résistance, à la partie interne de la veine crurale, une longue incision commençant au ligament de Poupart et descendant de 6 centimètres, puis j'incisai rapidement, mais en évitant la veine saphène, le fascia lata ; je fis tirer en dehors la gaine des gros vaisseaux et en dedans le muscle long adducteur. A ce moment j'aperçus déjà distinctement la tumeur herniaire arrondie, nettement limitée et de sonorité tympanique, formant une sorte de voûte sous le muscle pectiné sus-jacent. Après cela, je pénétrai entre les faisceaux du muscle pectiné que j'écartai en partie avec un crochet pointu pour arriver au sac herniaire, lequel, après section de quelques couches de tissu conjonctif qui le recouvraient et l'unissaient aux parties voisines, se présenta avec la grosseur d'une noix et une consistance élastique donnant tout à fait le change pour l'intestin, néanmoins on put saisir un pli du sac derrière lequel l'élasticité de l'intestin était très nettement perceptible, en outre, il ne s'était pas écoulé de sérosité herniaire et je sentis définitivement et très manifestement par le palper la sensation molle de l'intestin. Le professeur Salzer opina pour la réduction immédiate de « l'incarcération », opinion que je partageai ; en effet, on sentait très facilement, à la partie interne et inférieure du sac, la partie étranglante sous la forme d'un demi-anneau tendineux et saillant dans lequel je pouvais introduire l'ongle de l'indicateur ; et d'autre part la non-ouverture du sac pouvait avoir des avantages pour la malade. J'incisai donc, sans aucune difficulté particulière, à l'aide de l'entérotome de Cooper, la membrane étranglante à la partie interne et à sa partie inférieure ; après quoi l'intestin se réduisit avec la plus grande facilité ainsi que le sac herniaire. L'examen du canal de sortie permit de reconnaître très nettement la configuration du canal obturateur ; on sentit en haut et en dehors très distinctement les bords osseux arrondis du trou obturateur et, à la partie interne et inférieure, la membrane obturatrice. J'éprouvai du reste une sensation tout à fait spéciale comme si, après l'entérotomie, mon doigt s'était introduit non dans la libre cavité abdominale, mais dans un canal étroit constitué mi-partie par du tissu osseux. Après la réduction, un tube à drainage fut introduit, et, d'après l'avis de mes aides, je fis le pansement de Lister, lequel seul aujourd'hui guérit !

Immédiatement après l'opération, l'état de la malade s'améliora considérablement ; les vomissements et le hoquet cessèrent ; des gaz furent expulsés par l'anus, mais la première selle ne se produisit que six jours après et seulement à l'aide d'un lavement sucré. Dans les premiers jours qui suivirent l'opération, la température ne dépassa pas 38 degrés, la langue et les lèvres restèrent sèches ; la malade avait très soif, mais le ventre était mou et nullement douloureux.

Le quatrième jour, le 30 novembre, la malade se plaignit d'un point de coté à gauche; la percussion révéla l'existence d'une submatité occupant la moitié inférieure de la poitrine ; l'auscultation fit entendre une respiration bronchique ; les crachats étaient visqueux, brunâtres et purulents ; le soir la température était à 38 degrés, et le pouls à 96, plein et fort. Cette poussée de pneumonie ne dura que deux jours, après quoi l'état général de la malade s'améliora considérablement; la langue redevint humide et l'appétit revint. La plaie se mit à suppurer et à sentir mauvais sous le pansement de Lister, et après enlèvement des épingles on trouva un foyer de gangrène superficielle. On cessa le pansement de Lister après quatre jours et la plaie fut pansée autrement. Il se produisit encore une suppuration entre les couches musculaires profondes de la cuisse, si bien qu'en pressant les environs de la plaie on en faisait sortir une quantité considérable de pus.

Le 6 décembre, la partie supérieure de la plaie était tellement rétrécie que pour réintroduire le tube de drainage, le doigt qui le guidait ne sentait plus au lieu de l'anneau osseux que les parties molles et que le canal herniaire n'était plus accessible que pour le tube à drainage.

La plaie continua à suppurer et l'amélioration ne commença que le 17 décembre, après issue d'un morceau de fascia lata nécrosé, de neuf centimètres de long et enroulé sur lui-même. Néanmoins la plaie restait pâle et ne se remplissait que difficilement; mais la malade se trouvait très bien, avait de l'appétit et ne toussait plus. La plaie qui le 13 janvier 1878 n'avait plus qu'une longueur de 2 centimètres et une largeur de 1/3 de centimètre, était complètement cicatrisée le 25 janvier.

Dans l'intervalle, le 21 janvier, la malade (dont l'état général était resté bon jusqu'à ce moment) fut prise de violentes douleurs dans le bas-ventre; il n'y avait pas de gonflement, mais une forte diarrhée; elle eut aussi trois vomissements de matières muqueuses mélangées de gros morceaux de viande que la malade, dépourvue de dents, avait avalés sans les mâcher.

Les jours suivants, la douleur gagna la région ombilicale; la diarrhée et la perte d'appétit continuèrent; la langue devint sèche, la soif augmenta et la malade tomba dans un état d'affaissement profond; les selles étaient mélangées de flocons comparables à de l'albumine ; en un mot il se déclara une dysentérie pour laquelle la malade, guérie de son opération, fut replacée le 30 janvier dans le service de médecine où elle mourut peu de jours après.

Autopsie faite le 4 février par le Dr Chiari.

Corps petit, grêle, amaigri, pâle avec taches livides dans le dos; cou mince; thorax long, étroit; ventre peu dilaté. Dans la région sous-inguinale droite, cicatrice pigmentée de forme sagittale, linéaire, commençant immédiatement au-dessous du ligament de Poupart, à deux centimètres en dehors de l'épine pubienne et descendant de quatre centimètres et demi. Parties molles du crâne pâles ; méninges et cerveau pâles.

Dans l'arbre respiratoire, un peu de mucosités ; corps thyroïde petit et pâle.

Poumons : quelques noyaux caséeux, de la grosseur d'une tête d'épingle, dans les sommets ; dans les lobes inférieurs, noyaux d'hépatisation lobulaire rouges en partie gangréneux ; dans les bronches, exsudat purulent.

Cœur normal.

Foie et rate pâles.

Estomac et intestins peu dilatés. La muqueuse du gros intestin est ecchymosée, tuméfiée, trouble et tellement ramollie que en passant légèrement sur elle avec le manche du scalpel elle s' en va sous forme de bouillie.

Reins pâles.

Vessie contractée.

Organes génitaux rétractés.

A droite et à gauche, légère hernie crurale vide ; de plus à gauche pointe de hernie obturatrice également vide.

Au voisinage du canal obturateur droit, l'appendice vermiforme et la partie de l'iléon située immédiatement au-dessus, dans une longueur de dix centimètres, sont fixés, de même que le grand épliploon, par de longue adhérences en forme de cordes. L'ovaire droit et la trompe droite sont couverts d'un exsudat fibrineux léger.

Le péritoine qui répond au canal obturateur droit présente une cicatrice étoilée au centre de laquelle le péritoine est plissé plusieurs fois, comme si une hernie péritonéale existant à ce niveau s'était réduite plissée sur elle-même et transformée en néoplasie cicatricielle. A la moitié postérieure du canal obturateur droit, le tissu conjonctif qui entoure le nerf et les vaisseaux obturateurs n'est que peu épaissi ; au contraire, dans sa moitié antérieure, le tissu cellulaire est transformé en un tissu calleux obstruant complètement cette partie du canal et se continuant avec la cicatrice linéaire de la région sous-inguinale droite. De cette production calleuse du canal obturateur et du bord interne de son ouverture antérieure, part une cicatrice verticale de la membrane obturatrice, longue de trois centimètres (incision libératrice au niveau de l'étranglement). Le muscle obturateur externe est intact en deçà et au delà de la cicatrice du canal obturateur; sont également intacts les organes compris dans l'extrémité inférieure de la plaie, maintenant cicatrisée, à savoir la veine saphène majeure, le nerf obturateur, la veine et l'artère obturatrices et les vaisseaux de la cuisse situés en dehors.

Observation XLVII.

Cas de hernie obturatrice, réduite par le taxis. Guérison, par le docteur Hallowes, in *the British medical Journal*, 4 octobre 1879, p. 535.)

Mistress B..., âgée de 75 ans, a souffert souvent pendant ces cinq dernières années de coliques, toujours guéries par l'opium, le soda et l'ammoniaque.

Elle fut prise le 15 juin de coliques en apparence semblables aux précédentes, et vue pour la première fois par un médecin. Elle souffrait depuis le 14 et n'avait pas eu de selles depuis le 13. Comme les vomissements persistaient les jours suivants (le 16) je pratiquai un examen sérieux de la malade, et je trouvai une tumeur élastique, sonore à la percussion, de forme ovale, du volume d'un œuf de petite poule (*bantam*), profondément située à la partie supérieure du triangle de Scarpa, en dedans de l'artère fémorale, en arrière du tendon du grand adducteur et du coté droit. Le canal crural était absolument libre. Tout le contour de la partie supérieure de ce côté était modifié et, grâce à l'extrême maigreur de la malade, la situation exacte de la tumeur pouvait être facilement reconnue. Ce point était très douloureux et pendant l'examen la malade s'écriait : « Oh ! que je souffre du genou ! ».

Dans une consultation avec mes collègues (Drs Walters de Reigate et Beveridge) il fut reconnu qu'il y avait une hernie obturatrice, que l'on donnerait du chloroforme et que tout serait préparé pour faire l'opération si cela était nécessaire. Lorsque la patiente eut été endormie le taxis fut pratiqué et la hernie réduite avec un bruit de glouglou perceptible. On appliqua alors un tampon avec un bandage. La malade se remit complètement, mais sa guérison fut retardée par une violente attaque de bronchite. En ce moment, elle va tout à fait bien.

OBSERVATION XLVIII.

Cas de hernie obturatrice, observé par le docteur d'Ambrosio. Opération. Mort. (*Ann. clin. dell' osp. degl. incur.*, 1879. Analyse in *Centralblatt für Chirurgie*, 1880, Heft. 2, nº 9, p. 143.)

Femme de 72 ans, portant une hernie crurale gauche réductible, fut prise tout d'un coup de symptômes d'étranglement intestinal. A l'examen on trouva à la partie interne de la cuisse gauche une tumeur longue, élastique, sensible à la pression, sans aucune relation avec la grande lèvre du même côté. On diagnostiqua sur-le-champ une hernie obturatrice et l'on fit l'opération ; on fit une incision longitudinale sur le pectiné et les adducteurs (la dilatation de l'interstice musculaire fut difficile) et l'on pratiqua la réduction de la tumeur qui offrait le volume d'un œuf de pigeon. Les symptômes persistèrent et la mort survint cinq jours après.

A l'*autopsie*, on trouva de la péritonite et de la gangrène de l'anse intestinale herniaire.

OBSERVATION XLIX.

Cas de hernie obturatrice. Herniotomie. Guérison, par le Dr Starke, interne à l'hopital de Chemnitz. (In *Berl. klin. Wochenschrift*, XVII, nº 36, p. 510, 1880.)

Amélie-Rosalie Detzner, 34 ans, éprouva une douleur subite dans la région abdominale et dans la cuisse gauche ; le jour suivant elle eut des vomissements fécaloïdes. Depuis trois jours elle était constipée. Le 3 septembre elle fut reçue dans le service. C'est une femme maigre, affectée de scoliose, petite, apathique et ayant l'habitus d'une personne gravement malade ; les joues sont pâles, le nez pointu ; le pouls est fort, mais il a sa fréquence normale ; la température est à 37°2.

A l'examen on trouve un abdomen faiblement distendu ; l'hypogastre est douloureux ; il y a du tympanisme et du gargouillement. Les canaux inguinaux et cruraux sont libres. La partie supérieure du triangle de Scarpa est plus pleine à gauche qu'à droite ; il existe une très forte douleur à la partie supérieure de la cuisse gauche. Par le vagin, on sent au-dessus du canal obturateur gauche un ruban large qui donne la sensation de l'intestin vide ; cet examen par le vagin est très douloureux pour la malade.

On diagnostique une hernie obturatrice.

On donne des lavements qui restent sans effet et les vomissements fécaloïdes continuent.

4 septembre. Le Dr Reuter, après avoir essayé inutilement le taxis, fit la herniotomie. Après chloroformisation et précautions antiseptiques, on incisa la peau, le fascia et le pectiné; celui-ci écarté, on aperçut le sac, qui était de la grosseur d'un œuf de poule, sans aucune lésion. On fit la réduction ; il n'y eut qu'une hémorrhagie très légère de quelques petites veines, mais aucune lésion d'artères. Drainage ; pansement de Lister.

Jusqu'au 6 septembre, la température demeura normale; le 7, fièvre de petite intensité ; le soir, température à 39°. La plaie ne fut pas cicatrisée par première intention. Il se forma une nécrose du fascia, et, après élimination de la partie nécrosée, la plaie se recouvrit de bourgeons charnus et alla de mieux en mieux. Les forces revinrent. Le 18 octobre, la plaie était complètement guérie. L'exploration par le vagin montra que le canal obturateur était libre et revenu à son calibre normal. Les fonctions digestives reprirent leur cours habituel et, le 29 octobre la malade sortit guérie de l'hôpital.

OBSERVATION L.

Hernie obturatrice compliquée de hernie crurale pectinéale étranglée. Observation rapportée par M. Nicaise. (Article Hernie obturatrice, in *Dictionn. encyclopéd. des sciences médicales*, 2e série, t. XIV, 1re partie, p. 117.)

Une femme de 75 ans présente des symptômes d'occlusion intestinale et succombe au bout de dix jours. Pendant la vie, on n'avait constaté ni douleur, ni tumeur appréciable au niveau de la région pectinéale.

A l'*autopsie* on trouve que le muscle pectiné est légèrement soulevé, il recouvre un sac herniaire dont l'orifice est au niveau du ligament de Cooper. Le sac est étroit, long de 6 centimètres, il renferme de la sérosité sanguinolente. Son tiers supérieur seulement est rempli par une portion d'intestin grêle qui a le volume d'une grosse noisette et est très adhérente aux parois. Ce n'est qu'un pincement de l'intestin; le bord mésentérique est libre et a la forme d'un petit cylindre du volume d'une plume d'oie.

Du même côté existe une hernie obturatrice. Le sac a 4 ou 5 centimètres de long, il a la forme d'un doigt de gant et passe au-dessus du bord supérieur de l'obturateur externe : une petite anse intestinale de 3 centimètres pénètre dans ce sac; elle appartient au bout inférieur de la hernie crurale ; l'intestin ne renferme que des mucosités.

A gauche existe un infundibulum en capsule au niveau du canal sous-pubien ; dans le canal inguinal du même côté on trouve deux kystes réunis par des tractus fibreux qui se prolongent jusqu'à l'orifice interne du canal inguinal et semblent être un sac herniaire déshabité.

Ainsi dans ce fait il y avait à la fois hernie crurale pectinéale étranglée, hernie obturatrice, infundibulum du canal sous-pubien et des vestiges de hernie inguinale ancienne.

INDEX BIBLIOGRAPHIQUE

RENEAUME DE LA GARENNE. — Essai d'un traité des hernies nommées descentes. Discours pour l'ouverture de l'Ecole de chirurgie. Paris, 1726, p. 95.

LE CROISSANT DE GARENGEOT. — Mémoire sur plusieurs hernies singulières. In Mémoires de l'Académie royale de chirurgie. Paris, 1743, t. I, p. 709, et Paris, 1787, t. I, p. 699.

GÜNZ (J.-G.). — Observationum anatomico-chirurgicarum de herniis libellus. Leipzick, 1744, p. 96.

VOGEL (Zacharie). — Von den Brüchen, p. 24, 1746. Abhandl. aller Arten der Brüche. Glogau, 1769, p. 204.

HEISTER. — Institutiones chirurgicœ. Trad. par Paul, t. II, p. 209. Avignon, 1750.

CAMPER. — Demonstrationum anatomico-pathologicarum, lib. II, p. 17 et tab. I, fig. 1-2. Amsterdam, 1760.

KLINKOSCH (Joseph-Thaddœus). — Dissertationes medicæ selectiores, Pragenses quas colligit et edidit, 8, 1. Divisio herniarum novaque ventralis herniæ species, p. 184 et 185. Prague et Dresde, 1765 et 1775.

MARET. — Application de la méthode du dilatatoire à l'étranglement de la hernie par le trou ovalaire. In Leblanc : Nouvelle méthode d'opérer les hernies, p. 225, 1768.

ESCHENBACH. — Observata anatomico-chirurgico-medica rariora ; herniæ ovalis, p. 268. Rostochii, 1769.

HEUERMANN. — Abhandl. von den vornehmsten chirurg. Operationen, etc., t. I, p. 578. Copenh. et Leipzig, 1773.

RICHTER. — Traité des hernies. Traduction par Rougemont, p. 296, 1788.

LENTIN. — Beit. zur aussub. Arzn., § 41. Leipzig, 1804.

COOPER (Astley). — The anatomy and surgical treatment of crural and umbilical hernia, etc. London, 1807. Œuvres chirurgicales, traduction par MM. Chassaignac et Richelot, p. 369. Paris, 1835.

RICHERAND. — Nosographie chirurgicale, 2e édit., t. III, p. 406. Paris, 1808.

LASSUS. — Pathologie chirurgicale, t. II, p. 104-105, 1809.

LAWRENCE. — A Treatise on ruptures, chap. XXIII, 2e édit., 1810. Traduction par Béclard et Cloquet, p. 365. Paris.

HESSELBACH. — Neueste anat. pathol. Untersuchungen, etc.. 1812-1814.

CLOQUET (H.). — Bulletin de la Faculté et de la Société de médecine, nº 180. Journal de Corvisart, t. XXV, p. 194, 1814.

CLOQUET (J.) — Hernie obturatrice, Pavillons de l'Ecole pratique, 1816. *Pathologie chirurgicale,* thèse présentée le 20 mars 1831, au concours pour la chaire de pathologie externe, p. 107, pl. V, fig. 1, 2, 3, 4, 5, 6. In Catalogue du musée Dupuytren, 1879, t. IV, p. 311, pièce nº 248.

MECKEL. — Pathol. Anat., Bd. II, Abtheil, 1, p. 449.

BUHLE. — De hernia obturatoria. Halle, 1819.

BRESCHET. — In Jalade-Lafond, 1822

JALADE-LAFOND. — Considérations sur les hernies abdominales, 1re partie, p. 307. Paris, 1822.

BOYER. — Traité des maladies chirurgicales, t. VIII, p. 329, Paris, 1822.

SANSON (L.-J.) — Art. Hernie ovalaire, dans le Diction. de méd. et de chir., en 15 vol., t. IX, p. 607.

GADERMAN. — Ueber den Bruch durch das Hüftbeinloch. Landshut, 1823. Revue médicale, nº 128, année 1825.

COOPER (Samuel). — Dictionn. de chirurgie pratique, t. I, p. 639, trad. française. Paris, 1826.

NÜCKEL. — Salzburg med. chir. Zeitung, p. 247, 1826.

MARÉCHAL. — In Journal des progrès des sciences et des institutions médicales, t. X, p. 247, 1828.

SMITH. — In the Lancet, August, 1830.

RIBES. — In Bull. Soc. anatom., t. VII, p. 123, 1832.

CRUVEILHIER. — Anat. pathol., in-folio, 1832.

SABATIER. — In Médecine opératoire, t. III, p. 638-642. Paris, 1832.

RUST. — Handbuch der Chirurgie, t. VIII, p. 528. 1832.

W***. — In Gazette médicale de Paris, p. 576, 1833.

CRUVEILHIER. — In Bulletin de la Société anatomique, p. 134, 1839.

DEMEAUX. — In Bull. de la Société anatomique, p. 20, 1839.

VELPEAU. — In Médecine opératoire, t. IV, p. 242, 1839.

THÉVENOD. — De la hernie du trou sous-pubien, etc. Thèse de Paris, 1839.

WETHERFIELD. — In the Lancet, april 1840.

BOUVIER et FIAUX. — Revue médicale française et étrangère, t. II, p. 3, 1840. In Bulletin de la Société anatomique, p. 216, et Gazètte deshôpitaux, p. 581.

HOWSHIP. — Practical Remarks on the Discrimination and Appearances of the surgical disease, p. 323, 1840. Prép. in Mus. Coll. Surg., n° 1359.

TRIPIER. — Mode de formation de la hernie du trou sous-pubien. Thèse de Paris, 1840.

FRANTZ. — In British and Foreign Med. Review, p. 556, 1842.

KING. — In London Med. Gaz., t. XXXI, p. 409, 1842.

BÉRARD (A.). — [Art. Pubis, dans le Dict. de médecine en 30 vol., t. XXVI, p. 331-336, 1842.

DÉALIS DE SAUJEAN. — De la hernie du trou sous-pubien. Thèse de Paris, 1842.

LIVOIS. — In Bull. Soc. anat., t. XVII, p. 54. 1843. In thèse de Vinson, 1844.

VINSON. — De la hernie sous-pubienne (hernie obturatrice). Thèse de Paris, n° 240, 1844.

OLIVARÈS. — In Journal de chirurgie de Malgaigne, t. III, p. 340, 1845. Clinique médicalede Montpellier; extrait de la Gazette médicale de Madrid.

RŒSER. — In Archiv für physiologische Heilkunde, 3° cahier trimestriel, 1846. In Gazette médicale de Paris, 1847, n° 6, p. 110.

HEWETT. — In the Lancet, 1847. In Gazette médicale de Paris, 1848, n° 4, p. 71.

HILTON. — London medico-chirurgical Transactions, t. XXXI, p. 323, 1848. Archives générales de médecine, t. XIX, p. 346, 4e série, 1849.

DIEFFENBACH. — Operative Chirurgie, b. ü. Leipzig. 1848.

ROMBERG. — In Dieffenbach's operative Chirurgie, b. ü. Leipzig, 1848.

ELLIN. — In Medical Times and Gazette, 1850, vol. XXI, p. 237 et 277.

CHASSAIGNAC. — In Bulletins de la Société de chirurgie, 1851-52, p. 193, et 1871, p. 163.

HEYFELDER. — In deutsche Klinik, n° 48, 1851, p. 520.

STANLEY. — In The Lancet, 1851, t. I, p. 512. In Transactions of the pathol. Society, vol. III, p. 94.

TATUM. — In The Lancet, 1851.

Obré (H.). — In Medico-chirurg. Transact., 1851. In Revue médico-chirurgicale, 1852, t. XII, p. 300.

Tebay (G.). — In Medical Times and Gazette, 1852, 11 septembre, p. 270.

Gressent. — In Bulletin des travaux de la Société de médecine de Rouen, p. 135, 1853.

Wilkins (P.). — In The Lancet, 1853, t. I, p. 383.

Bransby Cooper. — In Medical Times et Annales de la Société de Bruges, 1853. Revue médico-chirurgicale, 1853, tome XIV, p. 359.

Jahr (de Furstenau). — In Canstatt's Jaresbericht der Medicin, o 1853, t. IV, Bd. S., 88.

X. . — In Canstatt's Jaresbericht der Medicin, pro 1853, t. IV. Bd. S. 88.

Paul. — Zeitschrift für klinische Medicin, von Dr F. Günsburg. Breslau, 1853, Bd IV, Heft 5, p. 337.

Löwenhard. — In deutsche Klinik, n° 22, 1854, 3 juni.

Lallemant. — In Bulletin de la Société anatomique, 1852, p. 253.

Roman Fischer. — Beiträge zur Lehre über die Hernia obturatoria. Luzern, 1856.

Heath (G.-Y.). — In The Lancet, 1857. In Gazette médicale de Paris, 1857, n° 46, p. 722.

Nuttal. — In British medical Journal, 1857. In Gazette médicale de Paris, 1859, n° 5, p. 76.

Nélaton. — Eléments de pathologie chirurgicale, t. IV, p. 401, 1857.

Lorinser. — In Gazette hebdomadaire de médecine et de chirurgie, t. IV, p. 150, 1857.

Didion. — In Gazette des hôpitaux, n° 17, p. 66, 1860.

Josse. — In Revue de thérapeutique médico-chirurgicale, t. IX, p. 145, 1861.

Werner. — Wurtemb. med. Corresp. Blatt, 1862. Journal de médecine de Bruxelles, décembre 1862.

Emmert. — Lehrbuch der Chirurgie, Bd. 1862, p. 1008, ff.

Velpeau et Béraud. — In Manuel d'anatomie chirurgicale générale et topographique, 2e édition, 1862, p. 578.

Coulson (W.). — In Gazette hebdomadaire de médecine et de chirurgie, t. X, p. 774, 1863.

Gosselin. — In Leçons sur les hernies abdominales, 1865, p. 460.

Kessler. — Beiträge zur Lehre über die Hernia obturatoria, inaug. Dissert. Leipzig, 1865.

Spencer Watson. — In Medical Times and Gazette, 21 avril 1866, t. I, p. 426.

Rœser. — In Arch. génér. phys. Heilk. 1er fascicule, Stuttgard. In Union médicale, 20 décembre 1866, n° 150, p. 562 et suiv.

Rotteck. — In Arch. génér. phys. Heilk. 1er fascicule, Stuttgard. In Union médicale, 20 décembre 1866, n° 150, p. 566 et suiv.

Forget (A.). — Mémoire sur la hernie obturatrice, in Union médicale, 1866, n° 150, p. 562 et suiv. In Bull. de la Soc. de chir., 1871, p. 166.

Labbé (L.). — In Bull. de la Société de chirurgie, 1866, p. 436.

Léon Marie. — In Union médicale, 1868, n° 59, p. 757.

Thiele (G.). — Die Hernien des eirunden Loches. Inaug. Diss., Berlin, 1868.

Lemoine (Fils.). — In Gaz. hebd., 1869, n° 51, p. 815.

Heiberg. — Günther's Lehre, v. d. blutigen Operationen, Abschmitt, XV, par. 148.

Arntz. — Günther's Lehre, v. d. blutigen Operationen, Abschnitt, XV, par. 148. In Holmes : A system of surgery, 1870, vol. IV.

Müller (Calw.). — Würtemb. Corresp.-Blatt, Bd. XL, 23, 1870. Canstatt's Jahresbericht der Medicin, pro 1870, tome II, p. 394.

Arnold. — Würtemb. Corresp.-Blatt, XXXIX, 40, 1870.

Jamain. — In Manuel de pathologie et de clinique chirurgicales, 2e édit., t. II, p. 584.

Holmes. — A system of surgery, 2e édition, vol. IV, p. 779 et suiv., 1870. Art. Hernie par John Birkett.

Chiène. — In Edimburg medical Journal, janvier 1871. In Archives génér. de médecine, 1871, vol. II, p. 479.

Mathew Brummel et Newan. — In The Lancet, 1871, 18 novembre, p. 710.

Cruveilhier (Ed.). — In Bul. de la Soc. de chirurgie, 1871. In Arch. génér. de médecine, 1871, vol. II, p. 480.

Roberts et Erichsen. — In The Lancet, 1872, t. I, p. 858.

Trélat (U.). — In Bull. de la Société de chir., 1872, p. 525.

Mayo. — In the British medical Journal, 28 juin 1873, p. 726.

Paci. — Lo Sperimentale, Marzo, 1874, p. 258.

Goodhart. — James Transactions of the pathological Society of London, XXVII, 1876, p. 161.

Dusaussay. — In Bull. de la Société anatomique, 1876, p. 746.

HOLSTEIN. — Gynäk. og obstet. Meddelelser udy af X. Howitz, Bd. I, nº 2, p. 66, 1877. Canstatt's Jahresbericht der Medicin, pro 1877, t. II, p. 414.

ZSIGMONDY. — In Wiener Medizinische Wochenschrift, 1878, nos 42, p. 1109 et 43, p. 1137.

HALLOWES. — British medical Journal, 4 oct. 1879, p. 535.

KŒNIG (P.). — In Lehrbuch der speciellen Chirurgie, Zweite Auflage. Berlin, t. II, p. 220, 1879.

D'AMBROSIO. — Ann. clin. dell' osp. degl. incur., 1879, Heft 2. Centralblatt für Chirurgie, 1880, nº 9, p. 143.

NICAISE. — Diction. encycl. des sciences médicales, 2e série, t. XIV, 1re partie, p. 117. Art. Hernie obturatrice.

FOLLIN et DUPLAY. — Traité élémentaire de pathologie externe, t. VI, p. 272.

PITHA et BILLROTH. — Handbuch der allgemeinen und speciellen Chirurgie. Art. Hernia obturatoria, par le Dr B. Schmidt, de Leipzig, 1881.

Paris. — A. PARENT, imp. de la Fac. de médec., rue M.-le-Prince, 31.
A. DAVY, successeur.

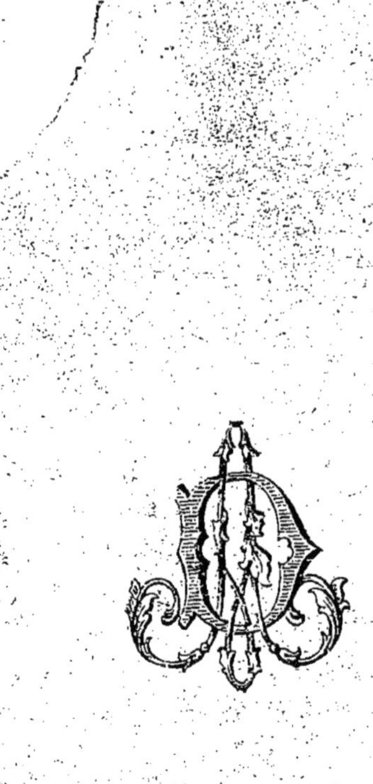

www.ingramcontent.com/pod-product-compliance
Ingram Content Group UK Ltd.
Pitfield, Milton Keynes, MK11 3LW, UK
UKHW020320230726
13925UKWH00002B/517

9 782014 067026